Mit freundlicher Unterstützung

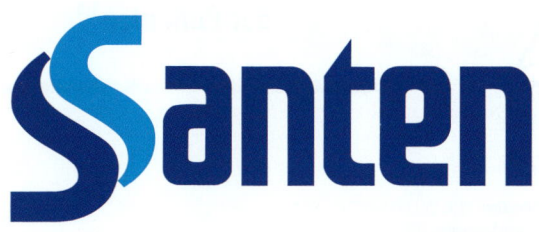

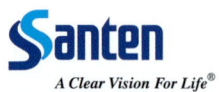

A Clear Vision For Life®

Seit 01.01.2017 zum Festbetrag!

Stark für den IOD – sanft zu den Augen[1,3]

taflotan® sine
Wirkstoff: Tafluprost

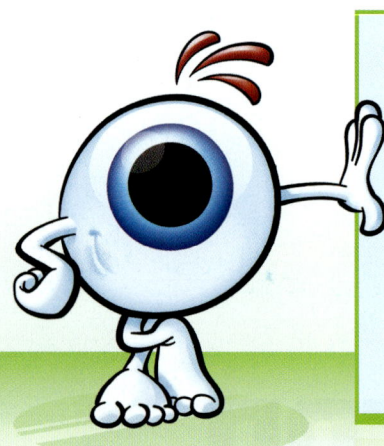

Starke IOD-Senkung ohne Konservierungsmittel[1]

- Nachgewiesene IOD-Senkung[1,2]
- Niedrige Hyperämierate[2]
- Unterstützt die Zieldruckerreichung der Patienten[3,4]

---

1 Hommer A et al. Curr Med Res Opin 2010; 26: 1905-1913
2 Fachinformation Taflotan® sine September 2014
3 Uusitalo H et al. Acta Ophthalmol 2010; 88: 329-336
4 Papadia M et al. Expert Opin Pharmacother 2011; 12: 2393-2401

Taflotan® sine 15 Mikrogramm/ml Augentropfen im Einzeldosisbehältnis. Wirkstoff: Tafluprost. **Zusammensetzung:** ein Einzeldosisbehältnis (0,3 ml) Augentropfen enthält als arzneilich wirksamen Bestandteil 4,5 Mikrogramm Tafluprost. Sonstige Bestandteile: Glycerol, Natriumdihydrogenphosphat-Dihydrat, Natriumedetat, Polysorbat 80, Salzsäure und/oder Natriumhydroxid zur pH-Einstellung, Wasser für Injektionszwecke. **Anwendungsgebiete:** zur Senkung des erhöhten Augeninnendrucks bei Offenwinkelglaukom und okulärer Hypertension; als Monotherapie bei Patienten, für die Augentropfen ohne Konservierungsmittel besser geeignet sind oder die nur unzureichend auf die Therapie erster Wahl ansprechen oder die die Therapie erster Wahl nicht vertragen oder Kontraindikationen dafür aufweisen; als Zusatzmedikation zu Betablockern. **Gegenanzeigen:** Überempfindlichkeit gegen Tafluprost oder einen der sonstigen Bestandteile. Hinweis: Taflotan® sine sollte während der Schwangerschaft nicht angewendet werden. Taflotan® sine darf nicht während der Stillzeit verwendet werden. **Nebenwirkungen:** Häufig ($\geq$1/100, <1/10): Augenjucken, Augenreizung, Augenschmerzen, konjunktivale/okuläre Hyperämie, Veränderungen der Wimpern (Zunahme an Länge, Dicke und Anzahl der Wimpern), trockenes Auge, Fremdkörpergefühl im Auge, Verfärbung der Augenwimpern, Augenliderythem, Keratitis punctata superficialis (KPS), Photophobie, verstärkter Tränenfluss, verschwommenes Sehen, Verminderung der Sehschärfe, verstärkte Irispigmentierung, Kopfschmerzen. Gelegentlich ($\geq$1/1.000, <1/100): Lidpigmentierung, Augenlidödem, Asthenopie, konjunktivales Ödem, Ausfluss aus dem Auge, Blepharitis, Zellen in der Vorderkammer, okuläre Beschwerden, Tyndall in der Vorderkammer, konjunktivale Pigmentierung, konjunktivale Follikel, allergische Konjunktivitis, Missempfindungen im Auge, Hypertrichose des Augenlids. Häufigkeit nicht bekannt: Iritis, Uveitis, Vertiefung des Oberlidsulkus. **Dosierung:** 1x täglich abends einen Tropfen in den Bindehautsack des/der betroffenen Auges/Augen. **Packungsgröße:** 90 x 0,3 ml N3 (PZN 06707048). Bitte beachten Sie außerdem die Fachinformation. **Verschreibungspflichtig. Stand:** September 2014. Santen Oy, Tampere, Finnland. Örtlicher Vertreter: Santen GmbH, 80636 München.

Glaukom und Trockenes Auge

UNI-MED Verlag AG
Bremen - London - Boston

Erb, Carl:
Glaukom und Trockenes Auge/Carl Erb.-
2. Auflage - Bremen: UNI-MED, 2017
(UNI-MED SCIENCE)

© 2010, 2017 by UNI-MED Verlag AG, D-28323 Bremen,
International Medical Publishers (London, Boston)
Internet: www.uni-med.de, e-mail: info@uni-med.de

Printed in Europe

Das Werk ist urheberrechtlich geschützt. Alle dadurch begründeten Rechte, insbesondere des Nachdrucks, der Entnahme von Abbildungen, der Übersetzung sowie der Wiedergabe auf photomechanischem oder ähnlichem Weg bleiben, auch bei nur auszugsweiser Verwertung, vorbehalten.

Die Erkenntnisse der Medizin unterliegen einem ständigen Wandel durch Forschung und klinische Erfahrungen. Die Autoren dieses Werkes haben große Sorgfalt darauf verwendet, dass die gemachten Angaben dem derzeitigen Wissensstand entsprechen. Das entbindet den Benutzer aber nicht von der Verpflichtung, seine Diagnostik und Therapie in eigener Verantwortung zu bestimmen.

Geschützte Warennamen (Warenzeichen) werden nicht besonders kenntlich gemacht. Aus dem Fehlen eines solchen Hinweises kann also nicht geschlossen werden, dass es sich um einen freien Warennamen handele.

UNI-MED. Die beste Medizin.

In der Reihe UNI-MED SCIENCE werden aktuelle Forschungsergebnisse zur Diagnostik und Therapie wichtiger Erkrankungen "state of the art" dargestellt. Die Publikationen zeichnen sich durch höchste wissenschaftliche Kompetenz und anspruchsvolle Präsentation aus. Die Autoren sind Meinungsbildner auf ihren Fachgebieten.

Vorwort und Danksagung

Das Glaukom wie auch das Trockene Auge sind chronische Augenerkrankungen, die einen großen Anteil in der augenärztlichen Versorgung darstellen. Da beide Krankheitsbilder komplex sind, bedarf es einer großen Anstrengung, diese Erkrankungen effektiv und für den Patienten befriedigend zu behandeln.

In letzter Zeit hat sich durch Studien gezeigt, dass das Glaukom und das Trockene Auge in circa 50 % auch gemeinsam auftreten und dadurch eine große Herausforderung für Arzt und Patient darstellen. Anhand ausgezeichneter Autoren, die auf ihrem Gebiet anerkannte Spezialisten sind, werden die Themen aufschlussreich und umfassend dargestellt, um einen guten Überblick zu bekommen. Besonders die Bedeutung der Konservierungsmittel wird intensiv diskutiert und deren Auswirkungen auf die okulären Strukturen dargestellt.

Für die Umsetzung dieses Projektes ist der Firma Santen, München, sehr zu danken, da ohne ihre finanzielle Unterstützung dieses Buch nicht möglich gewesen wäre. Zudem möchte ich mich bei dem UNI-MED-Verlag bedanken, der mit viel Liebe zum Detail die Umsetzung der Manuskripte in ein geschlossenes Buchkonzept ermöglichte.

Berlin, im August 2017   *Carl Erb*

Autoren

Ralf Bodenstab
Abteilung Anatomie, Physiologie und Pathologie
Städtische Fachschule für Augenoptik
Marsplatz 8
80335 München

Kap. 1.

Dr. Maria Borrelli
Universitäts-Augenklinik
Gebäude 18.12
Moorenstr. 5
40225 Düsseldorf

Kap. 6.

Prof. Dr. Carl Erb
Augenklinik am Wittenbergplatz
Kleiststr. 23-26
10787 Berlin

Kap. 7.

Prof. Dr. Gerd Geerling
Universitäts-Augenklinik
Gebäude 18.12
Moorenstr. 5
40225 Düsseldorf

Kap. 6.

Prof. Dr. Franz H. Grus
Experimentelle und Translationale Ophthalmologie
Universitäts-Augenklinik
Langenbeckstr. 1
55130 Mainz

Kap. 5.

Prof. Dr. Anselm Jünemann
Universitäts-Augenklinik
Doberaner Str. 140
18057 Rostock

Kap. 8.

Dr. Thomas Kaercher
Augenarztpraxis
Dossenheimer Landstr. 48
69121 Heidelberg

Kap. 2.

Karsten Kasper
Augenärztliche Berufsausübungsgemeinschaft (GbR)
Fontaneplatz 3b
16816 Neuruppin

Kap. 6.

Prof. Dr. med. Erich Knop
Ocular Surface Center Berlin
Habersaathstr. 44
10115 Berlin

Kap. 4.

Dr. Nadja Knop
Ocular Surface Center Berlin
Habersaathstr. 44
10115 Berlin

Kap. 4.

Prof. Dr. Ines Lanzl
Chiemsee Augen Tagesklinik Prien
Geigelsteinstr. 26
83209 Prien am Chiemsee

Kap. 10.

Prof. Dr. Elisabeth M. Messmer
Augenklinik der Ludwig-Maximilians-Universität
Mathildenstraße 8
80336 München

Kap. 9.

Prof. Dr. Norbert Pfeiffer
Universitäts-Augenklinik
Langenbeckstr. 1
55130 Mainz

Kap. 5.

Priv.-Doz. Dr. Frank Schirra
Argos Augenzentrum
Faktoreistr. 4
66111 Saarbrücken

Kap. 3.

Prof. Dr. Ursula Schlötzer-Schrehardt
Augenklinik des Universitätsklinikums Erlangen
Schwabachanlage 6
91054 Erlangen

Kap. 8.

Prof. Dr. Berthold Seitz
Universitäts-Augenklinik
Kirrberger Str.
66421 Homburg/Saar

Kap. 3.

Stefanie Slysz
Experimentelle und Translationale Ophthalmologie
Universitäts-Augenklinik
Langenbeckstr. 1
55130 Mainz

Kap. 5.

Dr. Nadine von Thun und Hohenstein-Blaul
Experimentelle und Translationale Ophthalmologie
Universitäts-Augenklinik
Langenbeckstr. 1
55130 Mainz

Kap. 5.

Inhaltsverzeichnis

1.	**Strömungsmechanik des Tränenfilms (R. Bodenstab)**	**16**
1.1.	Einleitung	16
1.2.	Tränenfilmmodelle	16
1.3.	Grundlagen numerischer Tränenmodelle	18
1.4.	Newton´sche versus nicht-Newton´sche Fluide	18
1.5.	Muzin	19
1.6.	Einflussfaktoren auf die Muzinrheologie	20
1.7.	Strömungsverhalten und Tribologie (Reibungslehre)	21
1.8.	Erweitertes Lubrikationsmodell	24
1.9.	Einfluss des Tränenfilms auf den Lidschlag	25
1.10.	Literatur	27

2.	**Das Trockene Auge in der klinischen Übersicht (T. Kaercher)**	**32**
2.1.	Das Trockene Auge	33
2.2.	Das Nasse Auge	36
2.3.	Das Entzündete Auge	37
2.4.	Literatur	40

3.	**Diagnostik des Trockenen Auges (F. Schirra, B. Seitz)**	**42**
3.1.	Einleitung	42
3.2.	Anamnese	42
3.3.	Befunde	42
3.3.1.	Lidkantenparallele Bindehautfalten (LIPCOF)	42
3.3.2.	Meibomdrüsendysfunktion	44
3.4.	Diagnostische Tests	45
3.4.1.	Hinweise zu diagnostischen Tests	45
3.4.2.	Messung des Tränenvolumens	45
3.4.2.1.	Schirmer-Test	45
3.4.2.2.	Weitere Volumentests	48
3.4.3.	Messung der Tränenfilmstabilität	48
3.4.4.	Integrität der Augenoberfläche	50
3.4.4.1.	Fluoreszeintest	50
3.4.4.2.	Bengalrosatest	51
3.4.5.	Messung der Tränenflüssigkeits-Osmolarität	52
3.5.	Literatur	53

4.	**Das Augen-assoziierte lymphatische Gewebe (EALT) und sein Bezug zum Sicca-Syndrom (E. Knop, N. Knop)**	**56**
4.1.	Übersicht über das Trockene Auge	56
4.1.1.	Definition und Formen	56
4.1.2.	Symptome und Diagnostik	56
4.1.3.	Epidemiologie	56
4.1.4.	Einfluss des Schleimhautimmunsystems auf das Trockene Auge	56

4.2.	Anatomie der Augenoberfläche und des Schleimhautimmunsystems	57
4.2.1.	Aufbau der Augenoberfläche und des Tränenfilms	57
4.2.2.	Mukosales Immunsystem der Augenoberfläche	58
4.2.2.1.	Komponenten des mukosalen Immunsystems	59
4.2.2.2.	Das mukosale Immunsystem der Augenoberfläche bildet ein zusammenhängendes Augen-assoziiertes lymphatisches Gewebe	61
4.3.	Einfluss des Schleimhautimmunsystems auf das Trockene Auge	62
4.3.1.	Die normale Funktion des EALT ist protektiv	62
4.3.2.	Deregulation des mukosalen Immunsystems durch chronische Oberflächenirritation beim Trockenen Auge kann zum Verlust der Immuntoleranz führen	63
4.3.3.	Der Verlust der Immuntoleranz führt zu einer chronisch progredienten immunmodulierten Entzündung mit Zerstörung der Augenoberfläche	65
4.4.	Literatur	66

5. Die Bedeutung von Autoimmunprozessen beim Sicca-Syndrom und Glaukom (F. Grus, N. Pfeiffer, N. von Thun und Hohenstein-Blaul, S. Slysz)   74

5.1.	Einleitung	74
5.2.	Autoimmune Prozesse beim Glaukom	74
5.3.	Sicca-Syndrom: Analyse von Tränenflüssigkeit	75
5.4.	Kann man nun das Glaukom und das Sicca-Syndrom als Autoimmunerkrankung bezeichnen?	77
5.5.	Natürliche Autoimmunität	78
5.6.	Literatur	81

6. Konservierungsmittel und ihre Bedeutung für die Augenoberfläche (K. Kasper, M. Borrelli, G. Geerling)   86

6.1.	Hintergrund	86
6.2.	Warum werden Ophthalmika konserviert?	86
6.3.	Gebräuchliche Konservierungsmittel	87
6.3.1.	Quartäre Ammoniumverbindungen	87
6.3.2.	Quecksilberverbindungen	88
6.3.3.	Alkohole	89
6.3.4.	Sorbinsäure	89
6.3.5.	EDTA	90
6.3.6.	Oxychloro-Komplex (Purite®)	90
6.4.	Probleme bei der Verwendung von Konservierungsmitteln	90
6.5.	Konservierungsmittelfreie Aufbewahrungsformen	91
6.5.1.	Einzeldosistropfbehälter	91
6.5.2.	Luftausgleichsfreies System	93
6.5.3.	Mikrofilter-System	93
6.6.	Wann sollen konservierungsmittelfreie Tränenersatzmittel/Glaukomtherapeutika angewendet werden?	94
6.7.	Kosten	94
6.8.	Individuelle Therapie, Compliance und ärztliche Therapiefreiheit	94
6.9.	Literatur	95

7. Ergebnisse des Deutschen Registers für Glaukompatienten mit Trockenem Auge (C. Erb) — 98

- 7.1. Einführung — 98
- 7.2. Prävalenz von Begleiterkrankungen — 98
- 7.3. Unterschiede im Geschlecht und Alter — 98
- 7.4. Auswirkung der Antiglaukomatosa und der Dauer der Glaukomerkrankung auf die Prävalenz des Trockenen Auges — 98
- 7.5. Benzalkoniumchlorid/antiglaukomatöse Wirkstoffe als Cofaktor für das Trockene Auge bei Glaukompatienten — 99
- 7.6. Wege zur Verbesserung der Compliance bei Glaukompatienten — 99
- 7.7. Literatur — 100

8. Das PEX-Glaukom als Musterbeispiel eines Glaukoms mit Sicca-Symptomatik (U. Schlötzer-Schrehardt, A. Jünemann) — 104

- 8.1. Hintergrund — 104
- 8.2. Beteiligung der Konjunktiva am PEX-Prozess — 104
- 8.3. Tränenfunktion bei PEX-Syndrom/Glaukom — 105
- 8.4. Zusammensetzung der Tränenflüssigkeit bei PEX-Syndrom/Glaukom — 107
- 8.5. Trockenes Auge bei PEX-Syndrom/Glaukom — 108
- 8.6. Literatur — 109

9. Bedeutung und Verfügbarkeit von unkonservierten Augentropfen (E. M. Messmer) — 112

- 9.1. Toleranz — 113
- 9.2. Adhärenz und Persistenz — 114
- 9.3. Erfolg der filtrierenden Glaukomchirurgie — 114
- 9.4. Alternativen zu Benzalkoniumchlorid — 114
- 9.5. Literatur — 115

10. Die Compliance bei Glaukompatienten (I. Lanzl) — 120

- 10.1. Einleitung — 120
- 10.2. Die unterschiedlichen Arten der Non-Compliance — 120
- 10.3. Aktuelle Studienlage — 121
- 10.4. Ursachen für Non-Compliance — 122
- 10.5. Möglichkeiten zur Complianceverbesserung — 123
- 10.6. Literatur — 124

Index — 125

Strömungsmechanik des Tränenfilms

R. Bodenstab

1. Strömungsmechanik des Tränenfilms

1.1. Einleitung

Der Tränenfilm des menschlichen Auges stellt ein hochkomplexes Fluid dar, das bei weitem noch nicht entschlüsselt ist. Erste Ansätze zum Verständnis des Tränenfilms liefern numerische Tränenfilmmodelle, die unterschiedliche Randbedingungen wie Gravitation, Evaporation (Verdunstung), Lubrikation (Schmierung), Strömungsverhalten und Rheologie mitberücksichtigen. Dieses Kapitel wird sich mit den Grundlagen zur Strömungsmechanik des Tränenfilms auseinander setzen.

1.2. Tränenfilmmodelle

Der Tränenfilm ist ein Fluid, das die Oberfläche des vorderen Augenabschnitts (VAA) bedeckt. Die Aufgaben des Tränenfilms sind:

- Glättung der Corneaoberfläche zur Gewährleistung eines perfekten optischen Systems
- Teilversorgung der Cornea mit Nährstoffen und Sauerstoff
- Abwehr von Krankheitserregern
- Abtransport von Fremdkörpern, Staub und herausgelösten Epithelzellen
- Aufrechterhaltung der Benetzung
- Hydrodynamische Schmierung

Um diesen Aufgaben gerecht zu werden, besteht der Tränenfilm (TF) aus verschiedenen Komponenten, die an verschiedenen Orten des VAA sezerniert werden. Zu den funktionellen Hauptbestandteilen gehören:

- Lipide, die in den Meibomdrüsen, Moll- und Zeiss-Drüsen hergestellt werden
- Wasser, das in den Glandulae lacrimales und den akzessorischen Tränendrüsen (Krause- und Wolfring-Drüsen) produziert wird
- Muzin (Glykoproteine), das von den Becherzellen der Conjunctiva, den Manz'schen Drüsen und den Henle-Krypten sezerniert wird [1, 2].

In der Regel wird von den Drüsen genauso viel Tränenfilmfluid produziert, wie durch Evaporation verloren geht und durch die Punctae lacrimales und Canaliculi lacrimales abfließt, so dass sich das System im zeitlichen Mittel im Massengleichgewicht befindet.

Das klassische Tränenfilmmodell wurde von Wolff (1946/1954) entworfen und von Holly & Lemp 1971 bestätigt [3-5]. Das klassische Modell weist eine Drei-Schichten-Architektur auf (☞ Abb. 1.1). Auf dem Epithel der Cornea liegt eine Muzinschicht an, die an den Microvillis anhaftet. Auf der Muzinschicht liegt eine wässrige Phase. Den Abschluss bildet eine Lipidschicht, die aus einer dop-

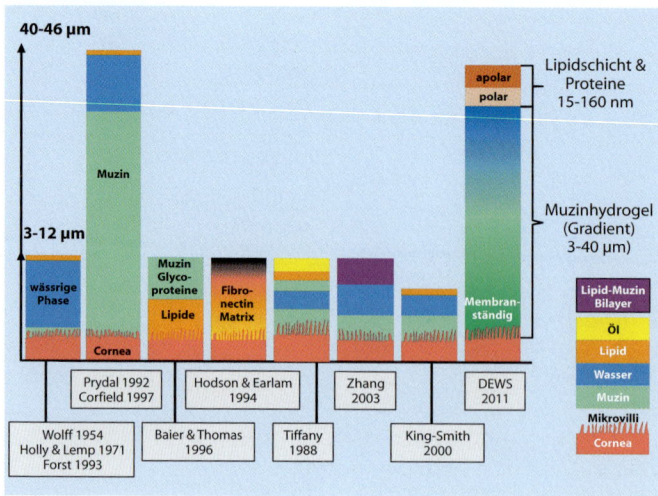

Abb. 1.1: Tränenfilmmodelle.

pelpolaren Schicht besteht. Das Drei-Schichten-Modell ist ein sehr gutes didaktisches Modell zur Erklärung des Tränenfilms, seiner Funktion und der Entstehungsorte der Bestandteile des Tränenfilms. Auf Grund seiner Einfachheit basieren die meisten nummerischen Tränenfilmmodelle auf dem klassischen TF-Modell von Wolff, die durchaus Ergebnisse liefern und die sich experimentell verifizieren lassen, z.B. für die Tränenfilmaufreißzeit (TAZ, BUT = *break up time*) [6]. Dabei werden die Gravitation und die Evaporation im Vollraummodell (komplette Cornea) berücksichtigt.

In den neunziger Jahren des letzten Jahrhunderts wurden weitere Tränenfilmmodelle entwickelt, die die neuesten Erkenntnisse der damaligen Zeit mitberücksichtigten (☞ Abb. 1.1).

Prydal et al. führten 1992 interferometrische Messungen der Tränenfilmdicke durch und kamen dabei auf Tränenfilmdicken von bis zu 46 µm [7]. Ein weiterer Unterschied zum klassischen Tränenfilmmodell besteht in der Ausprägung der einzelnen Schichten. Die Muzinschicht stellt in diesem Modell den Hauptanteil dar. Ein in dieser Art aufgebauter Tränenfilm wäre in der Lage, Scherkräfte aufzufangen und die Belastung auf das Epithel zu verringern. Doane (1980) ermittelte eine Lidschlaggeschwindigkeit von 30 cm/s [8]. Das Oberlid wirkt dabei mit einemDruck von 10-51 mmHg auf den Bulbus ein und drückt den Bulbus 0,7-1,6 mm in die Orbita hinein. Der Bulbus dreht sich während des Lidschlags in entgegengesetzter Richtung, um der Verdrehung durch das Oberlid entgegen zu wirken [8]. Mit dem von Doane dargestellten Szenario wird ein Tränenfilmmodell mit 46 µm Dicke und einem hohem Muzinanteil stärker gerecht als das klassische Tränenfilmmodell mit 8 µm und einem geringen Muzinanteil. Ein dickerer und viskoserer TF kann Scherkräfte besser auffangen [10].

Alle nachfolgenden Tränenfilmmodelle weisen einen höheren Muzinanteil auf. Bei Baier & Thomas liegen die Lipide unterhalb der Muzinschicht und bei Hodson & Earlam herrscht eine Fibronectin-Matrix vor [9]. Fibronectin gehört zu den langkettigen Glykoproteinen und wäre in der Lage, Scherkräfte aufzufangen. Tiffany war einer der ersten Tränenfilmforscher, der sich mit dem Tränenfilm als Fluid und seiner Viskosität beschäftigte. In seinem Modell ist eine Fünf-Schichten-Architektur zu erkennen [5, 10]. Zhang et al. gehen einen ähnlichen Weg und stufen den Tränenfilm in ihrer Studie als nicht-Newton´sches-Fluid ein. Auf Grund ihrer Rheologie können nicht-Newton´sche Fluide (strukturviskos) Scherkräften besser Stand halten [11]. King-Smith et al. (2000) untersuchten den Tränenfilm ebenfalls mit einem interferometrischen Verfahren, kamen aber auf Tränenfilmdicken von < 3 µm [12].

Auf dem *Dry Eye Workshop* (DEWS, 2011) wurde ein Tränenfilmmodell vorgestellt, das die bisherigen Erkenntnisse zum Tränenfilm berücksichtigt. Das Modell baut auf einer Zwei-Schichten-Architektur auf. Einer massiven Muzinhydrogelschicht, die mit membranständigen Muzinen beginnt und über einen Gradienten (Gradient ist die maximale Abnahmerate und zeigt immer in die Richtung des max. Gefälles) in der Muzinhydrogelschicht abnimmt, schließt sich eine Lipid-Doppelschicht an. Die Lipid-Proteinschicht wird in eine polare und apolare Schicht differenziert. Die apolare Schicht ist hierbei dicker als die polare Lipidschicht. In der Lipid-Proteinschicht finden Translokations- und Interkalationsprozesse statt. Beide Prozesse führen zu einer Veränderung der Oberflächenspannung des Tränenfilms, die in der Regel bei 43,0 mN m^{-1} bei 25°C liegt [13-15].

Aus wissenschaftlicher Sicht sind diese Erkenntnisse zu den verschiedenen Tränenfilm-Modellvorstellungen unbefriedigend. Die verschiedenen Modelle unterscheiden sich hinsichtlich der Tränenfilmdicken um den Faktor 15. Die verschiedenen Tränenfilmarchitekturen weisen zwar bestimmte vergleichbare Merkmale auf, differieren aber in der Abfolge des Schichtaufbaus und ihrer Konsistenz. Die einzelnen Studien kamen auf Grund der unterschiedlichen Methoden der Invasivität des Verfahrens, der Entnahmeorte, der Probandenzahl und der unterschiedlichen Physiologien (post mortem versus am lebenden Objekt, Tier-Tränenfilm/menschlichem TF, in vivo/in vitro) zu ganz verschiedenen Ergebnissen. Eine ausführliche Übersicht von King-Smith et al. (2004) liefert eine Zusammenfassung zu den bis 2004 gemachten Tränenfilmmessungen an Menschen und Tieren [16].

Betrachtet man Abb. 1.1, so stellen sich zu Recht die Fragen nach der Stärke, Zusammensetzung und strömungsmechanischen Eigenschaften des Tränenfilms.

Einen Ansatz zu dieser Thematik liefern die numerischen Tränenfilmmodelle von Braun & Fitt (2003), das Matratzen-Modell nach Jones et al. (2008), das Modell der schlotternden Kolben nach King-Smith et al. (2008), das Modell zur realistischen Lidbewegung für einen Lidschlag nach Heryodono & Braun et al. (2007), das Erwärmungsmodell des Tränenfilms nach Li &Braun (2012) und das Modell zur Dynamik des Tränenfilms nach Braun (2012) [6, 17-21].

1.3. Grundlagen numerischer Tränenmodelle

Numerische Tränenfilmmodelle nähern sich dem Untersuchungsobjekt Tränenfilm mit einem völlig anderen Verständnis und anderer Herangehensweise. Eine Reihe von statischen und dynamischen Prozessen, die am Auge stattfinden, fließen im Vorfeld in das jeweilige Modell mit ein. Das setzt voraus, dass die vorherrschenden Bedingungen möglichst genau bekannt sind. Eine interdisziplinäre Zusammenarbeit ist für ein numerisches Tränenfilmmodell zwingend notwendig. Dazu werden zu folgenden Themengebieten Informationen gesammelt:

- Biomechanik der Cornea und des Oberlides
- Strömungsmechanik des Tränenfilms: Newton´sches Verhalten vs. nicht-Newton´sches Verhalten und zeitliche Abhängigkeit
- Berechnungsmöglichkeiten: Navier-Stokes-Gleichungen und Stribek-Kurve, Halbraummodell (halbe Cornea wird berücksichtigt) vs. Vollraummodell, Euler´sche und Lagrange´sche Darstellung
- Grundbedingungen: Evaporation, Gravitation, Lubrikation, Drainage und Friktion (Reibung)
- Anfangs-Randbedingungen, Sprungbedingungen, Abschlussbedingungen
- Strömungen, Schichtaufbau, Temperatur, Wärmeaustausch, Dampfphase usw.

Die Komplexität einer Tränenfilmmodellrechnung setzt eine ganzheitliche Sichtweise für das zu berechnende Problem voraus. Eine der wichtigsten Fragen, die es zu klären gilt, ist: Wie ist der Tränenfilm fluidmechanisch zu bewerten?

1.4. Newton´sche versus nicht-Newton´sche Fluide

Die Strömungsmechanik beschäftigt sich mit Fluiden (Flüssigkeiten, Gase oder Teilchenströme) und ihrem Verhalten. Bei Newton´schen Fluiden (Luft, Wasser, Öle) ist die Scherspannung proportional zum Geschwindigkeitsgradienten bzw. der Scherung. Die Proportionalitätskonstante bezeichnet man als die dynamische Viskosität η (eta) des Fluids. Sie ist konstant, solange sich die Temperatur nicht ändert, und sie ist ein Maß für die innere Reibung eines Fluids [22] (☞ Abb. 1.2).

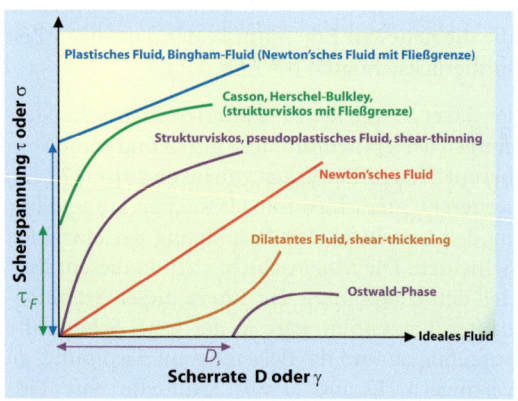

Abb. 1.2: Unterschidliche Verhaltensweisen von Fluiden.

Bei Newton´schen Fluiden z.B. bei Wasser verhalten sich Scherspannung und Scherrate proportional zueinander (rote Linie in Abb. 1.2). Casson- und Herschel-Bulkley-Fluide, wie Blut, weisen ein völlig anderes, nicht proportionales Verhalten auf (grüne Linie in Abb. 1.2) [23]. Der Tränenfilm ist ein strukturviskoses bzw. pseudoplastisches Fluid [13, 24, 25]. Zunächst treten nur geringe Scherraten auf, die nahezu gleichbleiben trotz einer Steigerung der Scherspannung. Dies verändert sich mit zunehmender Scherspannung. Man spricht hierbei von einer Verflüssigung des Tränenfilms (lila Linie in Abb. 1.2). Da sich innerhalb eines Lidschlags die Scherspannung ändert, ändert sich auch die dynamische Viskosität η, die auf Grund seiner nicht-Newton´schen Eigenschaft in keinem Zeitraum konstant bleibt. Ein Lidschlagzyklus beginnt mit der Lidschlussphase. Die Geschwindigkeiten in der Lidschlussphase sind erheblich höher als in der Lidöffnungsphase. Während der Lidschlussphase findet eine hydrodynamische Lubrikation statt. Die Tränenflüssigkeit wird zusammengedrückt zwischen den Lidern und die Tränenflüssigkeit kann durch die Punctae lacrimalis abfließen. Auf Grund seiner Matrix (☞ folgende Kapitel) weist der TF am Anfang einer Lidschlussphase eine höhere Viskosität auf. Die Viskosität sinkt mit fortschreitender Scherspannung, wenn die Verflüssigung des TF eintritt. Der Prozess der Verflüssigung ist notwendig für den Abtransport und für die Lubrikation sowie den Flüssigkeitsaustausch unter den Lidern. Die langsamere Lidöffnungsphase bedingt dann eine Verteilung des TF. Lubrikation bezeichnet in der Tränenfilmforschung nicht nur die Schmierung an sich, sondern auch die dabei entstehenden Schmierströmungen (im engen Spalt) im TF.

1.5. Muzin

Muzin ist ein hochkomplexes biologisches Material, das schmiert und schützt. Muzin ist eine Substanz, die in den luminalen Oberflächen des Magen-Darm-Traktes, der Atemwege, dem Augengewebe sowie den peritonealen Oberflächen intraabdominaler Organe des Menschen vorkommt. An exponierten Oberflächen, wie den Atemwegen, weiblichen Genitalorganen und den Augen, wirkt Muzin als äußerste Verteidigungslinie gegen Fremdkörper und Erreger. Gleichzeitig lässt der Schleim einen raschen Durchgang von ausgewählten Gasen, Ionen, Nährstoffen und Proteinen zu. Die biologische Barriereeigenschaft ist von der Größenordnung der pathogenen Keime abhängig [26-28].

Muzin dient als Schmiermittel, um die Reibung von Organen bzw. der Adnexe am vorderen Augenabschnitt zu minimieren. Schuppen und Zellen, die bei diesen Reibungsprozessen entstehen, werden im Muzin verdaut, wiederverwertet und abtransportiert. Auf chemischer Ebene wird Muzin als eine integrierte Struktur von Biopolymeren angesehen. Sein physikalisches Verhalten ist komplex und ähnelt dem eines nicht-Newton'schen Fluids. Die fluiden Eigenschaften liegen zwischen einer viskosen Flüssigkeit und einem elastischen Festkörper. So inkludieren rheologische Messungen Viskosität (Strömungswiderstand) und Elastizität (Steifigkeit) zusammen, um die Konsistenz von Muzin zu beschreiben. Rheologische Messungen von nicht-Newton'schen Fluiden sind hoch komplex und lassen sich nur bedingt numerisch beschreiben [22, 29].

Die rheologischen Eigenschaften von Muzin variieren in Abhängigkeit von der Scherspannung zur Scherrate (strukturviskos) und in Bezug auf die Zeitskala der Scherung (thixotrop).

Für die Charakterisierung des Tränenfilmfluids reicht es nicht aus, dieses nur aus der Abhängigkeit von Scherspannung zur Scherrate zu betrachten. Das Tränenfilmfluid weist eine weitere Komponente auf, die Abhängigkeit von der Zeit. Es gibt Fluide, die bei gleicher Scherrate ihre Viskosität mit fortlaufender Zeit ändern, was bedeutet, dass sich die Viskosität bei konstanter Scherrate im Laufe der Zeit ändern kann. Dieses Verhalten nennt man Thixotropie (☞ Abb. 1.3).

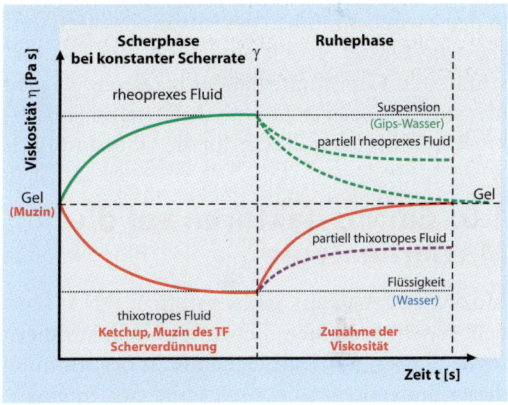

Abb. 1.3: Thixotropie.

In der Abb. 1.3 ist die zeitliche Abhängigkeit der Viskosität zur erkennen. Beispiele für solche Fluide sind Gips-Wasser-Suspensionen und Ketchup. Gips-Wasser-Suspensionen verfestigen sich zeitlich bei konstanter Scherrate (rheoprexes Fluid) und Ketchup verflüssigt sich bei konstanter Scherrate (thixotropes Fluid). Wirkt keine Kraft mehr auf das Ketchup ein, so verfestigt es sich wieder. Dem gleichem Prinzip ist das Muzinhydrogel des Tränenfilms unterworfen. Durch die Dauer des Lidschlags verflüssigt sich das Muzin, um sich während der Lidöffnungsphase wieder zu verfestigen [13, 24]. Man kann insofern beim Muzin von einem Fluid mit Gedächtnis sprechen.

Zur Beschreibung der physikalischen Eigenschaften von Muzinen werden noch weitere rheologische Eigenschaften herangezogen, wie z.B. die

Kriechfähigkeit oder Spinnbarkeit. Auf der makroskopischen Ebene wird Muzin als viskoelastisches Gel angesehen, weil es sowohl Viskosität als auch Elastizität als Eigenschaft besitzt. Die Rheologie von Muzin ist nicht-Newton´sch und verhält sich nicht-linear, so entsteht ein starker Widerstand gegen Verformung bei niedrigen Scherraten und ein schwacher Widerstand bei hohen Scherraten. Die Volumen-Viskosität liegt bei typischen Schleimsekreten 2000-fach höher als die von Wasser bei geringer Scherung.

Die Makrorheologie bezieht sich auf größere Volumenelemente von Schleim, die eine genügende Anzahl von Muzinmolekülen beinhaltet, um das Strömungsverhalten zu verstehen. In der Mikrorheologie geht es um winzige Mengen von Muzin, um die Elastizität einzelner Muzinmoleküle zu verstehen. Hier wird der Frage nachgegangen, was in den Zwischenräumen des Muzins passiert, welche mit Wasser gefüllt sind, und wie die verschränkten Fasern miteinander reagieren. Es geht hier auch um das Verständnis der Dynamik im Mikro-Nanobereich in Bezug auf die Diffusion [24].

1.6. Einflussfaktoren auf die Muzinrheologie

Muzine bestehen aus Schleimstoffen, DNA, Lipiden, Ionen, Proteinen, Zellen und Zelltrümmern sowie Wasser [30]. Die biochemische Bestimmung dieser Bestandteile ist komplex und eng miteinander verknüpft. Entsteht ein Fehler in nur einem Bauteil, so kann dies erhebliche Auswirkungen auf die physikalischen Eigenschaften von Muzinschleim haben. Veränderungen der Muzinrheologie basieren auf der Zusammensetzung der Schleimstoffe und deren Glykosylierung, die sich beide mit dem Alter, unter speziellen Diäten, durch Medikamente und Konservierungsmittel und der Anwesenheit von spezifischen Antigenen, Kommensale und Krankheitserregern ändern. So zum Beispiel nimmt die Viskoelastizität bei Infektionen ab [31]. Rauchen bewirkt eine Erhöhung von Sulfomuzin und ist verbunden mit einem höheren Gehalt an Sialomuzin, das zur Verringerung der Viskosität führt [32, 33]. Die Muzinsekretionsraten sowie der Grad der Muzinverflüssigung sind wichtige Determinanten für die Schleimrheologie. In der Regel liegt der Muzingehalt bei 2-5 % Massenprozenten für Magen-Darm-, Gebärmutterhals-, Augen-, Nasen- und Lungenschleim trotz erheblicher Unterschiede in der Glykosylierung [34-37]. Ähnliches gilt für den Wassergehalt, der in verschiedenen Schleimhäuten in der Regel bei 90-98 % liegt [38, 39]. Geringe Unterschiede in den Konzentrationen von Muzinen können erhebliche Änderungen in der Schleim-Viskoelastizität hervorrufen. So weist nonovulatorischer zervikovaginaler Schleim eine ca. 100-fach höhere Viskosität auf als ovulatorischer Schleim bei geringer Scherung aufgrund einer mäßig größeren Muzinkonzentration (2- bis 4-fache). Bei konstanten Scherraten steigt die Viskosität von Schleim erheblich an, bei gering erhöhter Muzinkonzentration [40]. Bei bestimmten Erkrankungen (zystischer Fibrose) ist der Muzinanteil im Wasser um bis zu 5- bis 10-fach erhöht. Dies führt dazu, dass die Viskoelastizität des Schleims die Viskoelastizität von Gummi erreicht und bei niedrigen Scherraten eine 10^4- bis 10^5-fach höhere Viskosität besitzt.

Schleimstoffe können in der Regel in zwei verschiedene Kategorien unterteilt werden, den zellassoziierten Schleimstoffen, die 100-500 nm lang sind und eine Transmembrane-Domäne beinhalten, sowie den sezernierten Schleimstoffen, die bis zu mehreren Mikrometern lang werden können. Der Tränenfilm wird in zwei verschiedene Muzinsorten unterteilt: zum einen in die membranständigen Muzine, die sich am Hornhautepithel und den Microvillis anhaften, und zum anderen in die wasserlöslichen Muzine, die sich im Muzin-Hydrogel befinden. Lai et al. (2009) [24] sprechen hier von zwei verschiedenen Arten von Muzinen. Die unterschiedlichen Muzinarten führen zur Bildung von zwei Ebenen von Schleim, eine zellhaftende Schicht und eine nichthaftende, luminale Schicht (*luminal sloppy layer*), die entscheidend für die hervorragenden Gleiteigenschaften des Schleims ist. Bei hohen Schergeschwindigkeiten, wie z.B. während des Schluckens, der Peristaltik oder dem Lidschlag, bildet sich eine Schlupfebene mit geringer Viskosität zwischen dem Zell-assoziierten Muzin und dem nicht haftenden Muzin [30]. Das bedeutet bei anhaltender Scherung des Schleims, dass die Viskosität innerhalb der Schlupfebene gering bleibt und der nicht haftende Schleim rasch über den haftenden Schleim transportiert werden kann. Dies hätte starke Auswirkungen auf Strömungsprofile zwischen dem Oberlid und der Cornea. Ein derartiges Modellverändert die Haftbedingung sowie die Grenzschichten im Tränenfilm elementar (Grenzschichttheorie nach Prandtl und Schlichting) [41]. Neuere numerische Tränenfilmmodelle müssten diese Annahmen in die Berechnung realistischer Szenarien mit aufnehmen. Braun & Fitt (2003) [6] haben in ihrem numerischen Tränenfilmmodell zumindest die Möglichkeit einer Schlupfbedingung im Anhang berücksichtigt.

Schleimgewebe besteht hauptsächlich aus verschlungenen Schleimstoffen und anderen reversiblen, anstatt aus nicht-reversiblen, kovalent vernetzten Polymeren. Ein Tropfen Schleim im Wasser bzw. Kochsalzlösung wird zuerst anschwellen, um sich dann aufzulösen, während quervernetzte Gele sich nicht auflösen [42]. Im Gegensatz zu anderen quervernetzten Gelen, die bei Scherung irreversibel reißen, erholt sich Schleim auf Grund der Viskoelastizität wieder und bleibt reversibel. In der Regel findet eine Wiederherstellung des Großteils an viskosen und elastischen Eigenschaften innerhalb von Sekunden statt [30].

Geringe Änderungen der Schleimzusammensetzung können erhebliche Auswirkungen haben. So führt eine geringe Änderung des DNA-Anteils von 0,5-1,5 % zu einer 10- bis 100-fachen Erhöhung [43] der Schleimviskoelastizität. Gesunde Proben zeigen einen DNA-Anteil von 0,02 % an der Schleimmasse zum Beispiel des Sputums [43].

Lipide kommen mit einem recht hohen Massenverhältnis von 1-2 % im Schleim vor [44, 45]. Diese Aussage steht im Widerspruch zu der Aussage von Holly & Lemp [46]. Holly & Lemp (1977) waren der Auffassung, wenn Lipide auf Muzine treffen, würde der Tränenfilm zusammenbrechen (*dry spot* Bildung). Es gibt bis dato jedoch keine Hinweise dafür, dass es auf molekularer Ebene eine derartige Interaktion zwischen Muzinen und Lipiden gibt. Der größte Lipidgehalt besteht in dem hydrophoben Bereich der Muzin-Glykoproteine [47, 48]. So bewirkt eine Extraktion von Lipiden aus der Magenschleimhaut eine Reduktion der Scherviskosität von 80-85 % [49].

Veränderungen in der Ionenstärke können direkt zur Schrumpfung oder Schwellung des Schleims führen und die Schleimviskoelastizität verändern. Salze kommen bis zu 1 % der Masse im Schleim vor [44, 45]. Eine Erhöhung der Ionenkonzentration ist mit einer Abnahme der Schleimviskosität verbunden. Die Elastizität von Schleim steigt mit größerer Ionenvalenz. Hohe Konzentrationen an multivalenten Kationen wie Calcium und Magnesium können das Schleim-Gel zusammenbrechen lassen und die reversible Vernetzung zwischen Muzinmonomeren erleichtern. Ein Diagnosetool für die Tränenfilmanalyse stellt das TearLap™ System zur Messung der Hyperosmolarität dar. Dabei ist auf den Entnahmeort und den Entnahmewinkel zu achten, um Streuungen der Messergebnisse zu vermeiden. Die Aussagekraft des TearLap™ wird kontrovers diskutiert [50-52].

Zusätzlich verändert der Säuregehalt die rheologischen Eigenschaften des Schleims. Hohe Säuregehalte können die Viskoelastizität erhöhen [53].

Eine Erhöhung der Viskoelastizität wird aber auch durch eine Erhöhung von reinen Proteinen (IgA und IgM) oder Lysozym verzeichnet [54]. Dabei ist der Effekt auf die rheologischen Eigenschaften des Schleims stark von der Biochemie der einzelnen Proteine abhängig. Die Auswirkungen der Zellen und Zelltrümmer auf die Viskoelastizität von Schleim sind unklar [55, 56].

1.7. Strömungsverhalten und Tribologie (Reibungslehre)

Bei jedem Lidschlagzyklus findet ein Austausch der Tränenflüssigkeit statt. Der Austausch dient der Lubrikation, Ernährung, Abtransport von Fremdkörpern usw. Die Tränenfilmnumerik geht davon aus, dass dieses System sich im mittleren Gleichgewicht befindet. Es fließt nur soviel in das entsprechende Areal ein wie auch hinaus fließt (Massenerhaltung).

Durch die Bewegung des Oberlides findet ein Mitnahmeeffekt des Tränenfilmfluids statt. Der Mitnahmeeffekt basiert auf der inneren Reibung (Viskosität) des Fluids. Grundvoraussetzung für einen Mitnahmeeffekt ist die Haftbedingung am Oberlid und an der Cornea. Die einzelnen Fluidvolumina werden auf Grund der Scherspannung verformt, eine Scherung der Volumina findet statt (☞ Abb. 1.4).

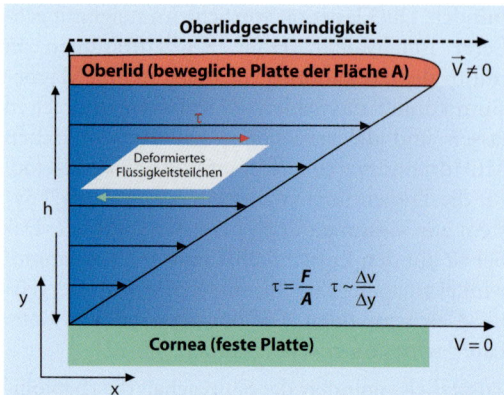

Abb. 1.4: Zweiplattenmodell von Cornea und Oberlid.

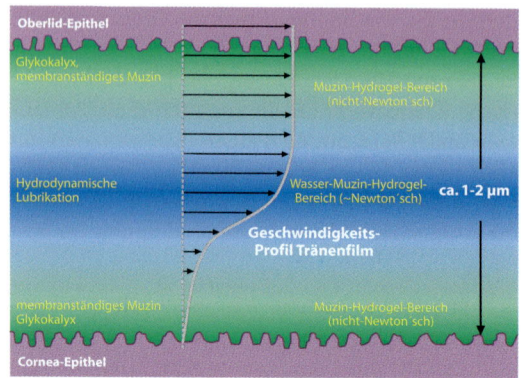

Abb. 1.5: Realistisches Geschwindigkeitsprofil im Tränenfilm.

Die Abb. 1.4 stellt ein idealisiertes Bild eines Strömungsprofils zwischen dem bewegten Oberlid und der statischen Cornea dar. Dabei wirkt die Scherkraft F auf die Fläche A der Flüssigkeitsteilchen, daraus ergibt sich die Tangentialspannung τ. Δv stellt die Differenz in der Geschwindigkeit und Δy die Differenz in der Höhe dar. Das Geschwindigkeitsprofil verläuft linear, das Fluid besitzt ein Newton'sches Verhalten (z.B. Wasser). Grenzschichtphänomene sind in diesem Modell ausgeklammert. Der Mitnahmeeffekt ist am Oberlid am stärksten ausgeprägt und verringert sich fortlaufend bis zur Cornea, wo er null beträgt. In der Regel entsteht ein nicht-linearer Verlauf des Geschwindigkeitsprofils.

Da der Tränenfilm ein strukturviskoses und thixotropes Verhalten aufweist, ist ein lineares Geschwindigkeitsprofil nicht zu erwarten. Tiffany [13] kam in seinen Studien zu dem Ergebnis, dass die durchschnittlichen Viskositätswerte des Tränenfilms bei hohen Scherfrequenzen auf 10,1 mPa s absinken, sich aber schnell wieder erholen, um dann auf 65,5 mPa s zwischen den Lidschlagintervallen zu steigen.

Ein Modell für ein Geschwindigkeitsprofil, basierend auf der Stribeck-Kurve, stellten Sawyer et al. 2012 vor (☞ Abb. 1.5) [57]. Die Stribeck-Kurve beschreibt den Verlauf des Reibungswiderstandes in Abhängigkeit von der Geschwindigkeit im Falle hydrodynamischer Reibung (Friktion) bzw. die Auswirkungen des Schmierfilms auf die Reibungszahl in Abhängigkeit von der Viskosität, Geschwindigkeit und Kraft [58, 59].

In Abb. 1.5 ist ein komplexeres Geschwindigkeitsprofil zu erkennen, als in Abb. 1.4 zu sehen ist. Das Profil verläuft nicht mehr linear, sondern in einer eher S-förmigen Kurve. Durch die Haftbedingung an der Unterseite des Oberlides wird das Tränenfilmfluid eins zu eins mitgenommen. Dadurch wirken erhebliche Kräfte am Oberlidepithel. Dies gilt besonders für den Bereich der Marx-Linie, der Grenzlinie zwischen der vorderen und hinteren Lidkante. Der Mitnahmeeffekt im Fluid verringert sich im ersten Viertel der Tränenfilmschicht kaum. Grund hierfür ist die hohe Viskosität in der Muzinhydrogelschicht und des membranständigen Muzins. In diesem Bereich der Schicht liegt eindeutig ein nicht-Newton'sches Verhalten vor. Im Verlauf der Tränenfilmschicht nimmt der Wasseranteil im Muzinhydrogel zu. Das Geschwindigkeitsprofil ändert sich zunehmend und zeigt in der Mitte der TF-Schicht ein lineares Erscheinungsbild auf. In der Mitte liegt auf Grund des hohen Wasseranteils in der Muzinhydrogelschicht ein Newton'sches Verhalten vor. Der Newton'sche Fluidanteil gewährleistet den Flüssigkeitsaustausch und die hydrodynamische Schmierung. Im unteren Viertel der TF-Schicht geht das lineare Profil wieder in ein Kurvenprofil über, um dann nahe der Cornea auf null abzufallen. Im unteren Viertel der TF-Schicht herrscht wieder nicht-Newton'sches Verhalten sowie eine Haftbedingung an der Cornea. Die Schichtdicke des Tränenfilmfluids wird mit ca. 1-2 µm unter dem Oberlid angegeben [60]. Das dargestellte Geschwindigkeitsprofil in Abb. 1.5 stellt nur einen Zeitpunkt (t=0,06 s) in einem Lidschlagzyklus dar. Die zeitliche Abhängigkeit (Thixotropie) wird nicht mitberücksichtigt. Im Verlauf eines

1.7. Strömungsverhalten und Tribologie (Reibungslehre)

Lidschlags nimmt das Tränenfilmfluid immer stärker ein Newton'sches Verhalten an. Der mittlere Bereich des linearen Geschwindigkeitsprofils weitet sich aus und der Kurvenverlauf streckt sich zunehmend (☞ Lidschlagsequenz Abb. 1.5-1.7). Das bewirkt eine Abnahme der Scherkräfte, die auf das Oberlidepithel und das Corneaepithel einwirken. Die hydrodynamische Lubrikation ist notwendig, um der steigenden Scherbeanspruchung, die durch den Geschwindigkeitsanstieg des Oberlides entsteht, entgegen zu wirken. Das Oberlid startet quasi aus dem Stand innerhalb von 0,02 s in eine Anlaufphase und erreicht schon nach 0,132 s seine Höchstgeschwindigkeit von ca. 100 mm/s [17].

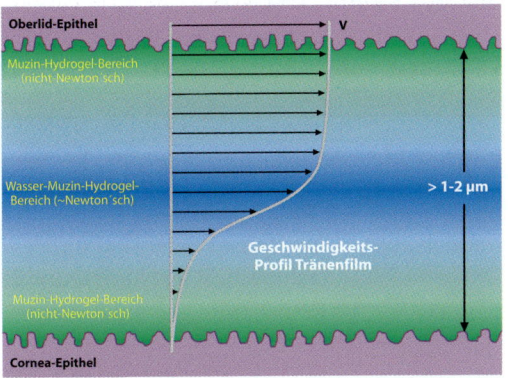

Abb. 1.6: Geschwindigkeitsprofil im Tränenfilm zum Zeitpunkt t=0,096s.

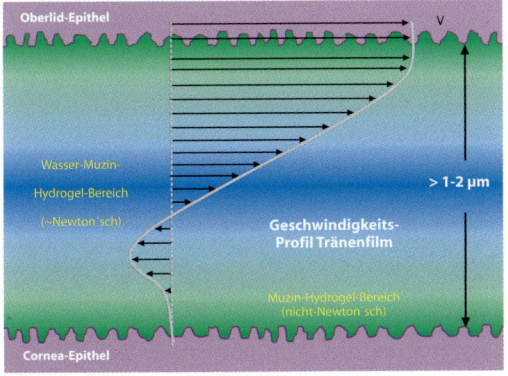

Abb. 1.7: Geschwindigkeitsprofil im Tränenfilm zum Zeitpunkt t=0,132s.

In Abb. 1.7 zeigt sich als ein weiteres Phänomen, die Rückströmung (siehe Umkehrung des Geschwindigkeitsprofils beim Schnittpunkt der Senkrechten). Da mit zunehmender Geschwindigkeit v bei einer nach außen gekrümmten Cornea der Druck zur Cornea hin mit abnimmt (v^2 Geschwindigkeit und R der Radius der Cornea), entsteht mit zunehmendem Lidschluss auf der Cornea ein Strömungssog. Diesen Strömungssog bezeichnet man als Rückströmung. Bekannt sind derartige Phänomene in Flusslandschaften, bei denen Sandbänke auf der Strömungsinnenseite eines Flusses entstehen. Die Entstehung von Rückströmungen und deren Zusammenhang zwischen Druck und Änderung des Geschwindigkeitsprofils ist in Abb. 1.8 dargestellt.

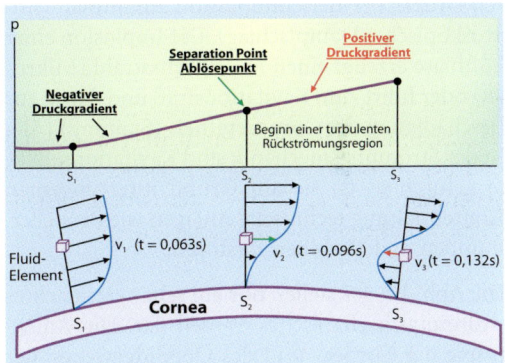

Abb. 1.8: Entstehung einer Rückströmung im Tränenfilm.

Die Abb. 1.8 zeigt am Anfang der Lidschlagsequenz einen negativen Druckgradienten bei S_1 auf. Dieser Druckgradient verändert sich fortwährend mit der Zeit und Zunahme der Geschwindigkeit des Oberlides. Am Ablösepunkt S_2 verläuft die Kurve nicht mehr in Form eines Bauches, sondern bekommt eine Eindellung (☞ grüner Pfeil) und läuft am Fußpunkt spitz zu. Der negative Druckgradient schlägt in einen positiven Druckgradient um. Am Punkt S_2 beginnt dann die Rückströmung. Im Punkt S_3 sehen wir eine ausgeprägte Rückströmung. Das Geschwindigkeitsprofil besitzt eine Paragrafenform. Das Fluidelement (☞ roter Pfeil) bewegt sich in die entgegengesetzte Richtung zur Bewegungsrichtung des Oberlides.

Rückströmungen fördern den Flüssigkeitsaustausch, führen aber auch zu Verwirbelungen im Tränenfilm. Sie treten in der Regel an gekrümmten Flächen wie z.B. der Cornea auf. Bei turbulenter Strömung werden durch das Auftreten von Cornearauheiten der Druckverlust weiter erhöht (z.B. Sicca-Syndrom) und die Turbulenzen verstärkt.

Das Verhältnis zeigt sehr deutlich, wie wichtig die Größe der Krümmung (Cornea 7,8 mm im Mittel) und die Lidschlaggeschwindigkeit (ca. 20-30 cm/s) sind. Schon kleine Veränderungen in der Geschwindigkeit haben durch das Quadrieren eine große Auswirkung besonders im Hinblick auf die starke Krümmung der Corneaoberfläche (sehr kleiner Radius). Dort, wo turbulente Rückströmungen sich bilden, können Kavitationen entstehen. Kavitation (Hohlraumbildung) ist die Bildung und Auflösung von dampfgefüllten Hohlräumen (Dampfblasen) in Flüssigkeiten [61]. Diese Hohlräume fallen unter Einwirkung des äußeren Drucks per Blasenimplosion zusammen (mikroskopischer Dampfschlag). Die Implosion einer Luftblase erzeugt einen Flüssigkeitsstrahl (Mikrojet) oder führt zum Kavitationsfraß und damit zur Beschädigung des Corneaepithels (Staining) [61]. In der Strömungsmechanik sind Kavitationseffekte gefürchtet, da sie auf Grund ihrer enormen Kraftentfaltung technische Anlagen wie Propeller, Pumpen und Turbinen zerstören.

Die Abb. 1.5-1.7 stellen nur ein sehr vereinfachtes strömungsmechanisches Modell dar. Die Anisotropie der Cornea- und des Oberlidgewebes, der Younger Modul von Cornea und Oberlid, Reynolds-Zahl, Thixotropie, Winkler-Modell, Poison-Ratio und die Hysterese werden nicht berücksichtigt. Zwar lassen sich die Prozesse über die Navier-Stokes-Gleichungen (Impulserhaltung), die Reynolds-Gleichung und Sommerfeld-Gleichung berechnen und über die Stribeck-Kurve darstellen, dennoch können diese Verfahren den wahren Lidschlagzyklus nur unvollständig wiedergeben. Der Tränenfilm ist durch seine Muzinhydrogel-Gradienten-Struktur sehr viel komplexer, als es die Tränenfilmnumerik momentan darzustellen vermag.

1.8. Erweitertes Lubrikationsmodell

Bisher wurde die Muzinhydrogelschicht als eine einheitliche Schicht angesehen, die über einen Muzingradienten aufsteigend von der Cornea aus immer flüssiger und damit wasserhaltiger wird. Dabei wird übersehen, dass die Muzinhydrogelschicht in Epithelnähe eine weitere Komponente aufweist. Diese Komponente stellt das membranständige Muzin dar, welches wasserunlöslich ist.

Hieraus resultiert die Frage, was während eines Lidschlages in der Grenzschicht zwischen Muzinhydrogel und membranständigem Muzin passiert. Lai et al. [24, 30] weisen auf eine Schlupfebene hin, die sich bei einer entsprechenden Scherung des Fluids bilden soll. Braun & Fitt [6] berücksichtigen zumindest die Möglichkeit einer derartigen Schlupfebene in ihrem numerischen Tränenfilmmodell und Sharma et al. [63] entwickelten ein physisch analoges System, um die wässrige und die Muzinschicht des Tränenfilms darzustellen. Grundvoraussetzungen für ein erweitertes Lubrikationsmodell sind das Weiterbestehen von Strukturviskosität und Thixotropie sowie die Möglichkeit von Strömungen und hydrodynamischer Lubrikation (☞ Abb. 1.9).

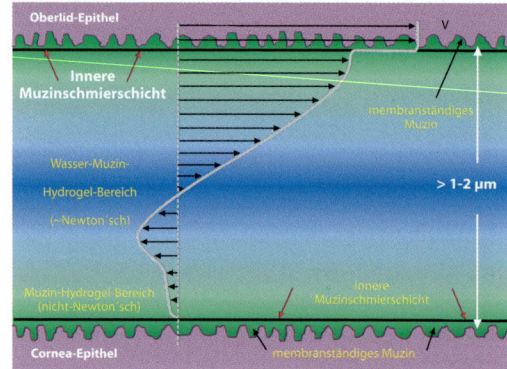

Abb. 1.9: Geschwindigkeitsprofil des Tränenfilms mit einer Schlupfebene.

Die Abb. 1.9 zeigt ein nochmals komplexeres Strömungsprofil als in Abb. 1.5-1.7 gezeigt wird. Die Ausgangsvoraussetzungen sind zunächst die gleichen wie in den vorangegangenen Abbildungen. Das Oberlid überträgt die Geschwindigkeit im vollen Umfang auf die membranständige Muzinschicht. An der Grenzfläche zwischen der membranständigen Muzinschicht und dem Muzinhydrogel bildet sich eine Schlupfebene, eine Art Rollgleitlager. In dieser Schlupfebene findet eine starke Verflüssigung des Muzinhydrogels statt, die die Scherkräfte zu einem erheblichen Teil auffängt, wodurch das Geschwindigkeitsprofil abgeschwächt wird. Danach versteilt sich das Geschwindigkeitsprofil (kürzere Pfeile als in Abb. 1.7). Eine Fluidarchitektur in dieser Form wird sich strukturviskos und thixotrop verhalten und damit eine hydrodynamische Lubrikation unterstützen. Da sich eine zweite Schlupfebene über der Cornea befindet, wäre eine Entlastung des Corneaepithels denkbar und damit verbunden eine weitere Versteilung des Geschwindigkeitsprofils.

Welchen Stellenwert die hydrodynamische Schmierung für das Epithelgewebe von Oberlid und Cornea hat, zeigt sich in den Studien von Shaw et al. [63] und Angelini et al. [60]. Die Ergebnisse der Studie von Angelini et al. zeigen, dass Mechanotransduktionsprozesse ab einen Kontaktdruck von 12 kPa einsetzen können und zu einem cornealen Staining bei Mäusen führen. Mechanotransduktionsprozesse beschreiben die Übertragung und Umwandlung eines mechanischen Reizes auf ein Gewebe in eine biologische Antwort. Am Ende steht eine zelluläre Antwort z.B. in Form von Proliferation oder Apoptose. Die endscheidende Frage ist, ab wann der Tipping-Point (Umkehrpunkt) erreicht wird, bei dem es zu einer Zellschädigung kommt.

Der vorherrschende Reibungskoeffizient liegt am Auge bei $0,03 \leq \mu \leq 0,06$ und die Normalspannung variiert von 6 kPa am Auge zu 1 MPa im Knorpel.

Liegt der Reibungskoeffizient in dem Intervall $0,03 \leq \mu \leq 0,06$, so korrespondiert dies mit einer Scherspannung von 0,3-0,5 kPa in der Kontaktzone bei einer hydrodynamischen Schmierung. Die hydrodynamische Schmierung setzt den Druck von 12 kPa auf 0,3-0,5 kPa herab und verhindert so Mechanotransduktionsprozesse [60]. Diese Studie muss vorerst mit einer gewissen Vorsicht gesehen werden, da hier Ergebnisse in vitro gegen Ergebnisse in vivo sowie an Mäusen erstellt wurden, die nur bedingt vergleichbar mit Untersuchungen am Menschen sind. Nach der traditionellen Meinung geht der stärkste Druck des Oberlides von der Marx-Linie aus [8, 64]. Diese lässt sich mit Lissamingrün oder Fluoreszein anfärben [65, 66]. Neuere Studien zeigen anhand von piezoelektrischen Druckmessungen nicht mehr eine Marx-Linie von 0,09 mm Breite an, sondern einen Marx-Bereich von 0,6 mm Breite [63]. Die gemessenen Druckbereiche sind in Tab. 1.1 zusammengefasst. Die Ergebnisse aus der Studie von Shaw et al. (2009) sind unter Vorbehalt zu sehen, da die Messbedingungen nicht ganz den natürlichen Bedingungen am Auge entsprechen.

Die Ergebnisse aus Tab. 1.1 stehen in guter Übereinstimmung mit anderen Studien [17, 67]. Die gefundenen Werte von 8 mmHg fallen damit sehr viel moderater aus als Werte von 51 mmHg. Werte von 51 mmHg (mittlerer Liddruck) würden auf Dauer bei einem physiologischen Augeninnendruck (IOP) von 15 mmHg wohl zu erheblichen Deformationen der Cornea führen. Zum Vergleich, zur Messung des IOP nach dem NCT-Messverfahren (Non-Contact-Tonometrie) wird ein Druck von 90 mmHg benötigt, um eine entsprechende Applanation hervorzurufen [68]. Bei Umrechnung der ermittelten 8 mmHg am piezoelektronischen Drucksensor entsteht ein Äquivalent von 19 mN Augenlidkraft (Augenlidspannung). Der Druck vom Oberlid auf den Tränenfilm und die Cornea tritt hauptsächlich im Marx-Bereich (0,6 mm) auf. Abseits dieses Bereiches fällt der Druck stark ab, so dass unter dem restlichen Oberlid nur noch ein marginaler Druck herrscht. Die Modellberechnungen von Jones et al. [17] und Braun & Fitt [6] haben diese Art des Oberliddruckes z.T. mitberücksichtigt.

1.9. Einfluss des Tränenfilms auf den Lidschlag

Ohne die hydrodynamische Lubrikation wäre ein Gleiten des Oberlides über die Cornea nicht möglich. Das Tränenfilmfluid wirkt dabei als Schmiermittel und setzt die Scherkräfte und damit die Epithelbeanspruchung auf ein physiologisches

Druckbereiche nach verschiedenen Abdruckweiten Modelle 1 & 2	Tatsächliche Abdruckbereiche vom Oberlid auf Imprint-Papier [mm] und [Punkte System Sensor]	Gemessener Oberliddruck auf dem Sensor [mmHg]
Imprint-Weite 0,6 mm Bereiche	0,60±0,16 0,33-0,84	8,0±3,4 4,4-14,4
Marx-Linie 0,09 mm Bereiche	0,09±0,02 0,05-0,12	55,0±26 32-115,0

Tab. 1.1: Gegenüberstellung von Modellwerten und Messergebnissen für den Marx-Bereich bezogen auf den Druck und Abdruckbreite (Shaw et al. 2009) [63].

Maß herab. Im Nachfolgenden werden der Lidschlag und das Tränenfilmverhalten als tribologisches System skizziert. Die Bildsequenzen in Abb. 1.10 stellen den Marx-Bereich dar, zwischen dem Rest des Oberlides und der Cornea befindet sich immer ein ausreichend dicker Schmierfilm (Tränenfilmfluid). Somit kann davon ausgegangen werden, dass unter großen Bereichen des Oberlides zumindest eine elastohydrodynamische Schmierung (☞ Abb. 1.9) bzw. hydrodynamische Schmierung besteht. Zudem werden die Tränendrüsen und akzessorischen Tränendrüsen laufend Tränenflüssigkeit in das System einbringen.

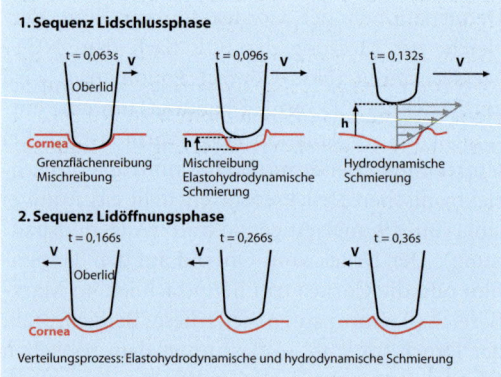

Abb. 1.10: Druck- und Strömungsprofil eines Lidschlagzyklus im Marx-Bereich.

Das Oberlid liegt vor der Lidschlussphase mit dem Marx-Bereich auf der Cornea auf, zwischen beiden befindet sich nur eine geringe Menge Tränenfilmfluid. In der Anlaufphase schiebt das Oberlid den Marx-Bereich aus einer kleinen Mulde der Cornea (☞ Abb. 1.10). Die Grenzreibung geht sofort in eine Mischreibung und wenig später in eine elastohydrodynamische Schmierung über. Sowohl die Cornea als auch das Oberlid stellen anisotrope Gewebe dar mit dem Unterschied, dass bei einer Interaktion zwischen Oberlid und Cornea (Lidschlag) das Oberlid 5-mal stärker verformt wird als die Cornea. Die Cornea ist also 5-mal steifer als das Oberlid [69, 70]. Die gegenseitige Interaktion wurde von Jones et al. [17] in einem Matratzenmodell auf der Basis des mechanischen Winkler-Modells dargestellt. Diese Aussage muss aber auf Grund neuerer Studien mit veränderten Younger-Modulen und Corneaarchitektur kritisch hinterfragt werden [63, 71, 72].

Bei höheren Lidschlussgeschwindigkeiten, wie sie nach ca. t=0,1 s erreicht werden, besteht bereits eine hydrodynamische Schmierung (☞ Abb. 1.10). Unter dem Marx-Bereich besteht ein reger Flüssigkeitsaustausch, sichtbar am Strömungsprofil darunter. Durch die Krafteinwirkung des Oberlides baut sich in der Anfangsphase auf Grund der Strukturviskosität des Tränenfilmfluids ein stärkerer Reibungswiderstand innerhalb des Fluids auf. Der Tränenfilm ist bei geringen Scherraten viskoser als bei höheren Scherraten. Das Fluid stellt sich quasi dem Oberlid entgegen. Dann tritt nach und nach eine Verflüssigung des Tränenfilmfluids ein. Durch den entstehenden Gegendruck hebt sich das Oberlid ab und entfernt sich immer mehr von der Cornea, während unter dem Oberlid ein Strömungsprofil entsteht und die Tränenfilmdicke zunimmt (☞ Abb. 1.9 Lidschlusssequenz und Abb. 1.11 Stribeck-Kurve).

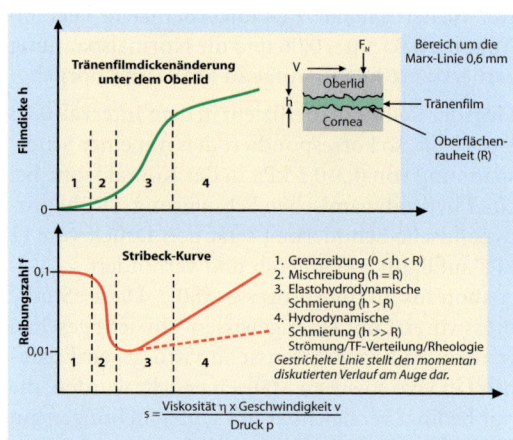

Abb. 1.11: Tribologie des Lidschlages.

Die Stribeck-Kurve und die Filmdicke h zeigen ganz deutlich, wie sich bei Rückgang der Viskosität (Verringerung der Reibungszahl f) die Filmdicke h immer weiter verstärkt (☞ Abb. 1.11). Die tatsächlichen Abläufe dürften sehr viel komplexer sein als sie sich durch eine Stribeck-Kurve darstellen lassen.

Die Abb. 1.10 zeigt in der oberen Sequenz die Lidschlussphase an mit der dazugehörigen Veränderung der Dicke des Tränenfilms in Abhängigkeit von der Zeit. Die Lidschlussgeschwindigkeit steigt während des Lidschlusszyklus laufend an (siehe Pfeillänge). In der im Anschluss verlaufenden Lidöffnungsphase zieht das Oberlid bei gleichmäßiger Geschwindigkeit wieder zurück.

In Abb. 1.11 sind auf den x-Achsen die entsprechenden Reibungs- und Schmierungsbereiche dargestellt, in den y-Achsen oben die Abhängigkeit der Filmdicke h zum Reibungsbereich und unten die Reibungszahl f in Abhängigkeit zur Sommerfeldzahl (Drehgeschwindigkeit). Die kleine Grafik oben rechts stellt nochmal anschaulich das Verhältnis zwischen Tränenfilmdicke h und Oberflächenrauheit R (Rauheit im arithmetischen Mittel, im Marx-Bereich) dar. Auf der Basis dieses Verhältnisses kann auf die unterschiedlichen Reibungs- und Schmierungsbereiche (Legende rechts neben der Stribeck-Kurve) geschlossen werden. Die Gleichung im unteren Teil definiert die Sommerfeldzahl S, mit der die Stribeck-Kurve berechnet werden kann.

Durch den Lidschluss wird das Tränenfluid einschließlich Fremdkörper und Zelltrümmer in Richtung der Tränenkanäle transportiert. Die Lidöffnungssequenz sorgt dafür, dass das Tränenfluid gleichmäßig verteilt wird und nachfließendes Tränenfluid aus den verschiedenen Tränendrüsen das Reservoir wieder auffüllt zur Herstellung eines Gleichgewichtszustandes. Die richtige Funktion der beschriebenen Prozesse beruht auf der Einhaltung bestimmter Randparameter wie z.B. dem Liddruckverhältnis zwischen Lidschluss- und Lidöffnungszyklus. Da die Lidschlussgeschwindigkeit ca. drei Mal schneller ist als die maximale Lidöffnungsgeschwindigkeit, treten in der Lidschließungsphase höhere Kräfte auf als in der Lidöffnungsphase. Bei Reduktion der Augenlidspannung (Öffnungsphase) auf ca. 1/10 zur Augenlidspannung (Schließungsphase) fließt die Nettoströmung des Tränenfilmfluids in die korrekte Richtung [17]. Wird die Augenlidspannung weiter reduziert (z.B. 1/20), so wird eine Netto-Strömung erreicht, die ein Gleichgewicht zwischen der negativen Strömung und der Evaporation & Entwässerung herstellt [73]. Wenn dieses Verhältnis grob verletzt wird, entsteht eine größere oder kleinere Tränenfilmdicke. Das kann zu einem Sicca-Syndrom oder Epiphora führen. Morphologische Veränderungen des Oberlides bzw. strukturelle Veränderungen können zu einem Sicca-Syndrom führen. Der Younger-Modul des Oberlides verändert sich über die Lebensphase des Menschen [70]. Über die Zeit gesehen wird das Oberlid immer steifer (Erhöhung des Younger-Moduls) und die Verteilung sowie Strömung wird sich damit verändern.

 Zusammenfassung

Für die Strömungsmechanik während des Lidschlages ist die Muzinhydrogelschicht von besonderer Bedeutung. Während der Lidöffnungsphase hat die Lipid-Protein-Schicht den größten Einfluss auf den Tränenfilm. Auch wenn sich mittlerweile realistische Tränenaufreißzeiten durch numerische Tränenfilmmodelle darstellen lassen, darf dies nicht darüber hinwegtäuschen, dass die Tränenfilmnumerik erst am Anfang steht, da viele Einzelparameter des Tränenfilms und die Biomechanik seiner angrenzenden Gewebe unzureichend bekannt sind. Statements wie "90 % aller trockenen Augen basieren auf einer Meibomproblematik" müssen kritisch hinterfragt werden. Altersbedingte Gewebeveränderungen (Younger-Modul) und Veränderungen der Muzin-Hydrogel-Schicht im Tränenfilm (Rheologie) sind bisher unzureichend bekannt.

Die Erkenntnisse zur Rheologie des Tränenfilms müssen in Zukunft in die Entwicklung entsprechender Tränenersatzmittel einfließen. Patienten, die eine Sicca-Symptomatik aufweisen, sollten eingehend untersucht werden und mit einem Tränenersatzmittel/Liposomenspray versorgt werden, das auf ihre persönliche Problematik zugeschnitten ist.

Um das Aufreißen des Tränenfilms zu verstehen, wird es notwendig sein, Erkenntnisse im Nanobereich zur Rissarchitektur im Tränenfilm zu gewinnen. Ob Laborversuche die natürlichen und pathologischen Abläufe am Auge wiederspiegeln, wird die zukünftige Forschung noch beweisen müssen.

1.10. Literatur

1. Maidowsky W. Anatomie des Auges. Pforzheim: NOJ H. Postenrieder; 1980

2. Augustin AJ. Augenheilkunde. 3.Aufl. Heidelberg: Springer; 2007

3. Wolff E. The muco-cutaneous junction of the lid margin and the distribution of the spietear fluid. Trans Ophthalmol Soc UK 1946; 66: 291–308

4. Holly FJ, Lemp MA. Tear physiology and dry eyes. Surv Ophthalmol 1977; 22: 69-87

5. Korb DR, Craig J, Doughty M et al. The tear film. Oxford: Butterworth Heinemann;2002

6. Braun RJ, Fitt AD. Modelling drainage of the precorneal tear film after a blink. Math Med Biol 2003; 20: 1-28

7. Prydal JI, Artal P, Woon H, et al. Study of human precorneal tear film thickness andstructur using laser interferometry. Invest Ophthalmol Vis Sic 1992; 33: 2006-2011

8. Doane MG. Interaction of eye lids and tears in corneal wetting and the dynamics of the normal human eye blink. Am J Ophthalmol 1980; 89:507-16

9. Hodson S, Earlam R. Of an extracellular matrix in human pre-corneal tear film. J Theor Biol 1994; 168: 395-398

10. Tiffany JM. Tear film stability and contact lens wear. J Br Cont Lens Assoc 1988; 11: 35-38

11. Zhang YL, Matar OK, Craster RV. Analysis of tear film rupture: effect of non-Newtonian rheology. J Colloid Interface Sci 2003; 262: 130-148

12. King-Smith PE, Fink BA, Fogt N, et al. The thickness of the human precorneal tear film: evidence from reflection spectra.Invest Ophthalmol Vis Sci 2000; 41:3348-3359

13. Tiffany JM. Viscoelastic properties of human tears and polymer solutions. Adv Ecp Med Biol 1994; 350: 267-270

14. Tiffany JM. Composition and biophysical properties of the tear film: knowledge and uncertainly. Adv Exp Med Biol 1994; 350: 231-238

15. Dunse M., Jäger K. Relevanz von Harnstoff im Tränenfilm. Veränderte Harnstoffkonzentration und Trockenes Auge. Augenspiegel 2011; 4: 32-34

16. King-Smith PE, Fink BA, Hill RM. et al. The thickness of the tear film. Curr Eye Res 2004; 29:357-368.

17. Jones MB, Fulford GR, Please CP, et al. Elastohydrodynamics of the eyelid wiper. Bull Math Biol 2008; 70:323-343

18. King-Smith PE, Fink BA, Nichols JJ. The contribution of lipid layer movement to tear film thinning and breakup. Invest Ophthalmol Vis Sci 2009;50:2747-2756

19. Heryudono A, Braun RJ, Driscoll TA, et al. Single-equation models for the tear film in a blink cycle: realistic lid motion. Math Med Biol 2007; 24:347-377

20. Li L, Braun RJ. A model for the human tear film with heating from within the eye. Phys Fluids 2012; 24: DOI: 10.1063/1.4723870http://link.aip.org/link/doi/10.1063/1.4723870?ver=pdfcov Stand 31.03.2014

21. Braun RJ. Dynamics of the tear film. Annu Rev Fluid Mech 2012; 44: 267-297

22. Sigloch H. Technische Fluidmechanik. 8.Aufl. Heidelberg: Springer; 2012

23. Oertel H. Bioströmungsmechanik. 1.Aufl. Wiesbaden: Vieweg + Teuber; 2008

24. Lai SK, Wang YY, Wirtz D, et al. Micro- and macrorheology of mucus.Adv Drug Deliv Rev 2009;61:86-100

25. Bron AJ, Tiffany JM. Pseudoplasticmaterials as tear substitutes. In: TheLacrimal System, (Ed. Van Bijsterveld OP, Lemp MA & Spinnelli).Amsterdam: Kruger & Ghedini; 1991

26. Knowles MR, Boucher RC. Mucus clearance as primary innate defense mechanism for mammalian airways. J Clin Invest 2002; 109: 571-577

27. Chilvers MA, O´Callaghan C. Local mucociliary defence mechanisms. Paediatr Respir Rev 2000; 1: 27-34

28. Kreyling WG, Semmler M, Moller W. Dosimetry and toxicology of ultrafine particles. J Aerosol Med 2004; 17: 140-52

29. Böhme G. Strömungsmechanik nichtnewtonscher Fluide. 2. Aufl. Stuttgart: Teuber; 2000

30. Cone R. In: Michael WS, Lamm E, McGhee JR et al. Mucosal Immunlogy. San Diego: Academic Press; 1999; 43-64

31. Markesich DC, Anand BS, Lew GM, et al. Helicobacter pylori infection does not reduce the viscosity of human gastric mucus gel. Gut 1995; 36: 327-329

32. Kollerstrom N, Lord PW, Whimster WF. A difference in the composition of bronchial mucus between smokers and non-smokers. Thorax 1977; 32:155-159

33. Lopez-Vidriero MT, Reid L. Bronchial mucus in health and disease. Br Med Bull 1978; 34: 63-74

34. Allen A, Flemström G, Garner A, et al. Gastroduodenal mucosal protection.Physiol Rev 1993;73:823-857

35. Carlstedt I, Lindgren H, Sheehan JK, et al. Isolation and characterization of human cervical-mucus glycoproteins. Biochem J 1983; 211: 13-22

36. Chao CC, Butala SM, Herp A. Studies on the isolation and composition of human ocular mucin. Exp Eye Res 1988; 47: 185-196

37. Quraishi MS, Jones NS, Mason J. The rheology of nasal mucus: a review. Clin Otolaryngol Allied Sci 1998;23: 403-413

38. Chao CC, Vergnes JP, Brown SI. Fractionation and partial characterization of macromolecular components from human ocular mucus. Exp Eye Res 1983;36:139-150

39. Engel E, Guth PH, Nishizaki Y, et al. Barrier function of the gastric mucus gel. Am J Physiol 1995; 269: G994-999

40. Wolf DP, Blasco L, Khan MA, et al. Human cervical mucus. I. Rheologic characteristics. Fertil Steril 1977; 28: 41-46

41. Schlichting H. Gersten K. Grenzschicht-Theorie. 9. Aufl. Heidelberg: Springer; 1997

42. Yeates DB, Besseris GJ, Wong LB. Physichemical Properties of Mucus and Its Propulsion. In: Crystal RG, West JB et al. editors. The Lung: Scientific Foundations. Philadelphia: Lippencott-Raven Publishers; 1997

43. Nadziejko CE, Slomiany BL, Slomiany A. Most of the lipid in purulent sputum is bound to mucus glycoprotein. Exp Lung Res 1993;19:671-684

44. Matthews LW, Spector S, Lemm J, et al. Studies on pulmonary secretions. I. The over-all chemical composition of pulmonary secretions from patients with cystic fibrosis, bronchiectasis, and laryngectomy. Am Rev Respir Dis 1963;88:199-204

45. Potter JL, Matthews LW, Spector S, et al. Studies on pulmonary secretions. II. Osmolality and the ionic environment of pulmonary secretions from patients with cystic fibrosis, bronchiectasis, and laryngectomy. Am Rev Respir Dis 1967;96:83-87

46. Holly FJ, Lemp MA. Tear physiology and dry eyes. Surv Ophthalmol 1977;22:69-87

47. Nadziejko CE, Slomiany BL, Slomiany A. Most of the lipid in purulent sputum is bound to mucus glycoprotein. Exp Lung Res 1993;19:671-684

48. Slomiany BL, Tsukada H, Slomiany A. Cotranslational attachment of fatty acids to nascent peptides in gastric mucus glycoprotein. Biochem Biophys Res Commun 1986; 141: 387-393

49. Murty VL, Sarosiek J, Slomiany A, et al. Effect of lipids and proteins on the viscosity of gastric mucus glycoprotein. Biochem Biophys Res Commun 1984; 121: 521-529

50. Küchler E, Wunderlich K. TearLabTM. Einflussfaktoren auf die Impedanzmessung. Fachhochschule Nordwest Schweiz Institut für Optometrie, Olten; 2010

51. Eperjesi F, Aujla M, Bartlett H. Reproducibility and repeatability of the OcuSense TearLab™ osmometer. Graefes Arch Clin Exp Ophthalmol 2012;250:1201-1205. doi: 10.1007/s00417-012-1961-4. Epub 2012 Feb 21

52. Messmer EM, Bulgen M, Kampik A. Hyperosmolarity of the tear film in dry eye syndrome.Dev Ophthalmol 2010;45:129-138. doi: 10.1159/000315026. Epub 2010 May 18

53. Lamont JT. Mucus: the front line of intestinal mucosal defense. Ann N Y Acad Sci 1992; 664: 190-201

54. Girod S, Zahm JM, Plotkowski C, et al. Role of the physiochemical properties of mucus in the protection of the respiratory epithelium. Eur Respir J 1992; 5:477-487

55. Olmsted SS, Padgett JL, Yudin AI, et al. Diffusion of macromolecules and virus-like particles in human cervical mucus. Biophys J 2001; 81:1930-1937

56. Saltzman WM, Radomsky ML, Whaley KJ, et al. Antibody diffusion in human cervical mucus. Biophys J 1994 ; 66: 508-515

57. Sawyer WG, Angeline TE, Dunn AC, et al. Cell friction. Faraday Discuss 2012; 156: 31-39; discussion 87-103

58. Stribeck R. Die Wesentlichen Eigenschaften der Gleit- und Rollenlager. Z. Verein. Deut. Ing 1902; 46: 38ff. 1341-1348

59. Jacobson B. The Stribeck memorial lecture. Tribology International 2003; 36: 781–789

60. Angelini TE, Dunn AC, Urueña, et al. Cell friction. Faraday Discuss 2012; 156: 31-39

61. Bell GR. A Fluid Dynamics Primer for the Contact Lens Fitter. 2001 http://www.clspectrum.com/articleviewer.aspx?articleID=12005 Download 05.08.2014

62. Sharma A, Khanna R, Reiter G. A thin film analog of the corneal mucus layer of the tear film: an enigmatic long range non-classical DLVO interaction in the breakup of thin polymer films. Colloids and Surfaces B: Biointerfaces 1999; 14: 223-235

63. Shaw AJ, Davis BA, Collins MJ, et al. A technique to measure eyelid pressure using piezoresistive sensors. IEEE Trans Biomed Eng 2009; 56: 2512-2517

64. Doughty MJ, Naase T, Donald C, et al. Visualisation of "Marx's line" along the marginal eyelid conjunctiva of human subjects with lissamine green dye. Ophthalmic Physiol Opt 2004; 24: 1-7

65. Bandlitz S. Fluoreszeineinfärbungen nach dem Tragen weicher Kontaktlinsen. Die Kontaktlinse 2005; 6: 4-10

66. Pult H, Purslow C, Murphy PJ. The relationship between clinical signs and dry eye symptoms. Eye (Lond) 2011; 25: 502-510

67. Ehrmann K, Francis I, Stapleton F. A novel instrument to quantify the tension of upper and lowereyelids. Cont Lens Anterior Eye 2001;24: 65-72

68. Kaneko M, Tokuda K, Kawahara T. Dynamic sensing of human eye. Proc IEEE Int Conference Robotics Automation 2005; 2871-2876 DOI: http://dx.doi.org/10.1109/ROBOT.2005.1570549

69. Hjortdal JO. Regional elastic performance of the human cornea. J Biomech 1996;29: 931-942

70. Agache PG, Monncur C, Leveque JL, et al. Mechanical properties and Young's modulus of human skin in vivo. Arch Dermatol Res 1980; 269: 221-232

71. Last JA, Thomasy SM, Croasdale CR, et al. Compliance profile of the human cornea as measured by atomic

force microscopy. Micron 2012; 43: 1293-1298. doi: 10.1016/j.micron.2012.02.014. Epub 2012 Feb 25

72. Winkler M, Chai D, Kriling S, et al. Nonlinear optical macroscopic assessment of 3-D corneal collagen organization and axial biomechanics. Invest Ophthalmol Vis Sci 2011; 52: 8818-8827

73. Mathers WD, Daley TE. Tear flow and evaporation in patients with and without dry eye. Ophthalmology 1996; 103: 664-669

Das Trockene Auge in der klinischen Übersicht

T. Kaercher

2. Das Trockene Auge in der klinischen Übersicht

In den zurückliegenden 50 Jahren haben sich die Konzepte zum Verständnis des Trockenen Auges erheblich gewandelt. Der bisher häufig benutzte, gut verständliche Begriff des Trockenen Auges impliziert eine Eingrenzung auf einen Volumenmangel, der dem Krankheitsbild nicht gerecht wird. Weiter gefasst ist der Terminus Keratoconjunctivitis sicca, der die entzündliche Komponente der Augenoberfläche einbezieht. Letztlich umfassend ist die Bezeichnung als Benetzungsstörung. Hier wird auch das klinisch häufig anzutreffende Nasse Auge subsummiert. Nimmt man die Bedeutung der Lider für eine intakte Benetzung hinzu, so wird klar, dass Tränenfilm, Lider, Conjunctiva und Cornea eine funktionelle Einheit bilden, deren Pathologie zu einer Augenoberflächenerkrankung führt. Im folgenden wird trotz dieser bekannten Zusammenhänge der enge Terminus des Trockenen Auges bevorzugt. Gute Übersichtsdarstellungen finden sich unter [1,3,4,5,8].

■ Definition

Unter dem Trockenen Auge versteht man gemäß der aktuellen Definition des *Dry Eye Workshops* von 2007 [7] eine multifaktorielle Erkrankung der Tränen und der Augenoberfläche, die zu Symptomen, Sehstörungen und Tränenfilminstabilität mit möglichen Veränderungen der Augenoberfläche führt. Diese sind von einem Anstieg der Osmolarität des Tränenfilms und einer Entzündung der Augenoberfläche begleitet.

Das Trockene Auge gliedert sich in zwei Untergruppen: Die hypovolämische Keratoconjunctivitis sicca basiert auf einer Störung der wässrigen und muzinösen Komponenten des Tränenfilms. Die hyperevaporative Keratoconjunctivitis sicca basiert auf einer Störung der Lipidkomponenten des Tränenfilms. Beide Erkrankungen führen zu einer Schädigung der Augenoberfläche und zu Symptomen (☞ Abb. 2.1). Der zugrunde liegende Pathomechanismus ist die Erhöhung der Osmolarität im Tränenfilm, welche eine Epithelschädigung auslöst. Zusätzlich reichern sich proinflammatorische Zytokine im Tränenfilm an, die einerseits eine autoimmune Inflammation auslösen und andererseits eine chronische Entzündung unterhalten.

Die klinischen Ausprägungen der Benetzungsstörung sind aber vielfältiger. So findet sich neben dem "trockenen" Auge bisweilen ein "nasses" Auge oder ein "entzündetes" Auge (☞ Abb. 2.2). Diese drei Formen können sich phasenweise abwechseln und bedürfen unterschiedlicher Therapieansätze. Diese Ausprägungen lassen sich dem pathophysiologisch orientierten Gliederungsschema mit der hypovolämischen und hyperevaporativen Form zuordnen. Um den therapeutischen

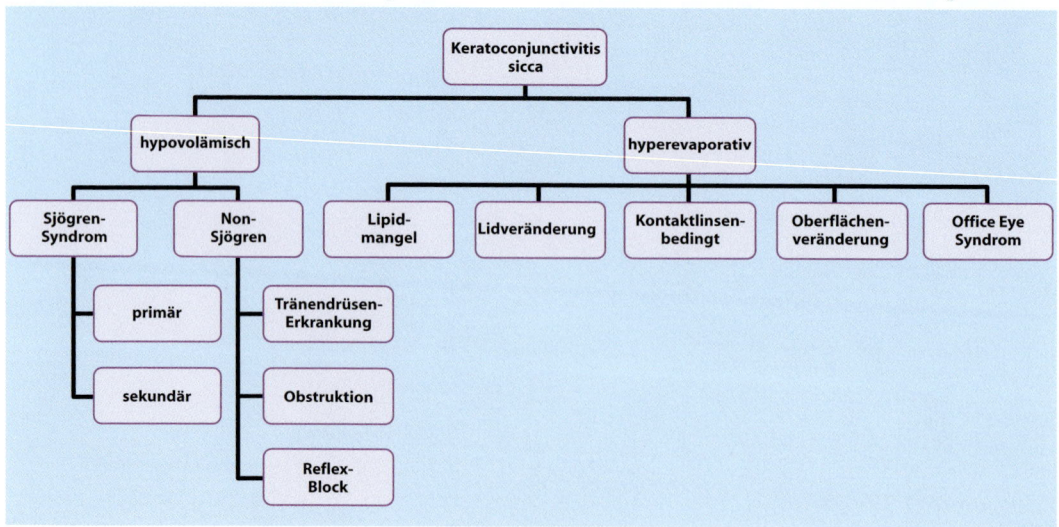

Abb. 2.1: Klassifikation der Keratoconjunctivitis sicca.

Nutzen für den Patienten zu steigern, wird hier die klinisch relevantere Dreiteilung hinsichtlich der weiteren Darstellung einbezogen.

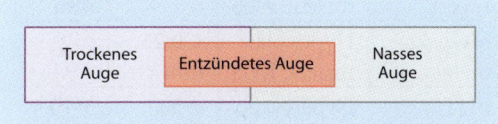

Abb. 2.2: Klinische Formen der Benetzungsstörung.

■ Epidemiologie

Das Trockene Auge gehört zu den häufigsten Erkrankungen der Ophthalmologie. Die Prävalenz liegt zwischen 5 % und 34 %. In Studien aus spezialisierten Zentren ergeben sich höhere Werte der Prävalenz bis 57 %. Das Trockene Auge führt häufiger zum Arzt-Patienten-Kontakt als das Glaukom.

In den epidemiologischen Studien wird nur selten zwischen der hypovolämischen und hyperevaporativen Keratoconjunctivitis sicca unterschieden. Aufgrund klinischer Beobachtungen geht man mittlerweile davon aus, dass beide Formen in ähnlicher Frequenz anzutreffen sind. Dazu kommen Mischformen. Allerdings existieren Studien aus mehreren Zentren, die ein deutliches Übergewicht der hyperevaporativen Keratoconjunctivitis sicca belegen.

Eine Benetzungsstörung mit Trockenheitsgefühl findet sich sowohl bei der hypovolämischen als auch bei der hyperevaporativen Form. Auch das Nasse Auge findet sich bei beiden Formen. Nach klinischer Beobachtung tritt das Nasse Auge häufiger beim älteren Patienten auf. Das Entzündete Auge zeigt sich gleichfalls bei beiden Formen der Sicca. Jede Störung der Augenoberfläche begünstigt aufgrund der Veränderung der immunologischen Abwehr bakterielle und immunologische Entzündungen.

2.1. Das Trockene Auge

■ Pathophysiologie

Die hypovolämische Keratoconjunctivitis sicca weist eine Störung der wässrig-muzinösen Phase des Tränenfilms auf. Es liegt entweder eine Muzinstörung oder eine wässrige Störung vor. Daneben gibt es Kombinationen.

Muzine sind wesentlich an der Rheologie der Träne, der Verankerung der Träne an der Glykokalix und der Immunabwehr beteiligt. Sie werden in der Tränendrüse sowie in den Becherzellen synthetisiert. Man unterscheidet membrangebundene Muzine (MUC1, MUC 4, MUC 16) von löslichen Muzinen (MUC 5AC, MUC 5B, MUC 7). Daneben gibt es die Gruppe der *Trefoil Factor Peptide* (TFF), die annähernd identische Funktionen haben. Muzine finden sich im wässrigen Anteil der Träne, sie weisen in Epithelnähe eine höhere Konzentration auf. Bei Störungen der Tränendrüse und/oder der Becherzellen vermindern sich die Muzine. Der Sekretionsprozess der Muzine scheint beim Trockenen Auge verändert [10].

Der wässrige Anteil der Träne ist der Hauptbestandteil der Tränenflüssigkeit. Er enthält Proteine und Peptide in Lösung. Er überzieht die Augenoberfläche mit einem gleichmäßigen, optisch homogenen Film. Bei einem Volumenmangel kommt es zu Aufbrüchen des Tränenfilms mit Verminderung der Abbildungsqualität. Dieser ungünstige Effekt wurde unter anderem bei langfristiger Gabe von Betablockern nachgewiesen.

Die hyperevaporative Keratoconjunctivitis sicca weist eine Störung der Lipidphase des Tränenfilms auf. Die in den Meibomdrüsen des Lidrands synthetisierten Lipide sind entweder vermindert oder qualitativ verändert. Die polaren Lipide wie Sphingomyelin und Phosphatidylethanolamin sind vermindert. Dadurch verändert sich der Spreitvorgang der Träne. Zudem ist die Verdunstungsbarriere des Tränenfilms aufgehoben. Damit vermindert sich das Tränenvolumen.

■ Klinik

Klinisch äußert sich das hypovolämische Trockene Auge in den Symptomen des Trockenheitsgefühls, Sandkorngefühls, Fremdkörpergefühls und Brennens. Vier verschiedene Schweregrade werden unterschieden (☞ Tab. 2.1). Demgegenüber wird bei der Lipidstörung über eine Verdickung und Rötung der Lidkante geklagt. Die Augen fühlen sich oft müde an. Typischerweise treten Beschwerden erst im Verlauf des Tages unter Belastung auf.

Stadium I (mild)
• Reduzierter Meniskus
• Einzelne Epithelaufbrüche
• LIPCOFs I (diskret)
• BUT > 15 s
• Schirmer-I-Test > 10 mm
Stadium IIa (leicht)
• Reduzierter Meniskus
• Mehrere Epithelaufbrüche
• LIPCOFs I (Einzelfalte)
• Rötung im Lidspaltenbereich
• BUT 10-15 s
• Schirmer-I-Test < 10 mm
Stadium IIb (mittelschwer)
• Reduzierter unregelmäßiger Meniskus
• Ausgeprägte Epithelschädigung
• Rötung im Lidspaltenbereich und im Fornix
• LIPCOFs II (mehrfaltig)
• BUT 5-10 s
• Schirmer-I-Test < 10 mm
Stadium III (schwer)
• Reduzierter unregelmäßiger Meniskus
• Ausgeprägte Epithelerosion
• Ausgepräte Bindehautrötung
• LIPCOFs III-IV (mehrfaltig)
• BUT < 5 s
• Schirmer-I-Test < 5 mm

Tab. 2.1: Klinik des Trockenen Auges.

■ Diagnostik

Für eine spezifische Diagnostik (☞ Tab. 2.2) der hypovolämischen Form eignet sich der Schirmer-I-Test als invasive Messung der Tränenfilmmenge (Anästhesie). Werte unter 5 mm sind eindeutig pathologisch, Werte zwischen 5 und 10 mm sprechen für einen Verdachtsbefund, Werte über 10 mm sind normal. Daneben ist die Meniskometrie aussagekräftig für die Volumenbestimmung der Träne. Hierbei wird die Höhe des Meniskus an der Spaltlampe bestimmt. Ein Wert < 0,25 mm spricht für eine Volumenstörung.

Test	Bedeutung	Pathologischer Bereich	Grenzbereich
Schirmer-I-Test	Hypovolämische KCS	< 5 mm	5-10 mm
Meniskometrie	Hypovolämische KCS	< 0,25 mm	
BUT (NIBUT)	Hyperevaporative KCS	< 5 s	5-10 s (< 15 s)
Meibographie	Hyperevaporative KCS		
Lissamingrün-Färbung	Schweregrad		
Fluoreszin-Färbung	Schweregrad		
Osmolarität	Globaltest		> 316 mOsml/l

Tab. 2.2: Wichtige Tests und deren Bedeutung.

Bei der Lipidstörung findet sich an der Lidkante Schaum als Zeichen einer Micellenbildung. Zusätzlich sind die Wimpern oft durch Fibrinmaterial eingepackt (Collaretten). Für die hyperevaporative Form ist die Messung der Tränenfilmstabilität wesentlich. Diese kann nicht-invasiv über die Tränenfilmaufreißzeit (BUT) mit dem Tearscope oder invasiv mit der fluoreszein-abhängigen BUT bestimmt werden. Die nicht-invasive BUT liegt normalerweise über 15 s, während die fluoreszein-abhängige BUT künstlich verkürzt ist und bei Werten < 5 s pathologisch ist. Ein weiterer spezifischer Test für eine Lipidstörung ist die Meibographie, eine Durchleuchtung der Meibomdrüsen.

Für beide Formen gilt, dass der Schweregrad der Benetzungsstörung über Färbemethoden zu bestimmen ist. Fluoreszein-Natrium eignet sich zum Anfärben der interzellulären Spalten der Epithelien. Lissamingrün färbt im Gegensatz hierzu die nicht vollständig mit Muzin bedeckten Zellen an. Beide Färbemethoden liefern unterschiedliche Informationen zum Schädigungsgrad der Augenoberfläche. Die Auswertung erfolgt für beide Tests jeweils nach einem Punkteschema gemäß van Bijsterveld, alternativ nach dem 6-stufigen Oxford-Schema.

Beide Formen der Benetzungsstörung zeichnen sich durch eine Erhöhung der Osmolarität der Träne aus. Der Stellenwert der Osmolaritätsmessung in der klinischen Routine ist gegenwärtig in der Diskussion.

Hinsichtlich der Reihenfolge der Tests gilt, mit den nicht-invasiven Methoden (z.B. NIBUT) zu beginnen, danach die mäßig invasiven Verfahren anzuwenden (z.B. Lissamingrün-Färbung) und am Ende die invasiven Tests einzufügen (z.B. Schirmer-Test) (☞ Tab. 2.3).

NIBUT	Tränenfilmstabilität
Meniskometrie	Tränenvolumen
Osmolarität	Globaltest
Lissamingrün-Färbung	Augenoberfläche
Meibographie	Anatomie
Fluoreszein-Färbung	Augenoberfläche
Schirmer-I-Test	Tränenvolumen

Tab. 2.3: Empfohlene Testreihenfolge für eine Sicca-Diagnostik.

■ Therapie

Die hypovolämische Keratoconjunctivitis sicca wird über eine Tränenfilmsubstitution ausgeglichen. Es hat sich bewährt, gemäß dem Schweregrad der Benetzungsstörung eine gestaffelte Therapie einzuleiten. Bei leichten Formen wird mit wässrigen Ersatzstoffen therapiert. Bis zu einer Frequenz von 4 mal täglich können diese konserviert angewandt werden. Jedoch sind bereits bei milden Benetzungsstörungen generell unkonservierte Präparate vorzuziehen. Schwerere Formen erfordern Gele als Substitution, die gegebenenfalls mit wässrigen Stoffen kombiniert werden können. Die möglichen Produkte und deren Zuordnung zu den Stadien der Benetzungsstörung sind in Tab. 2.4 angegeben. Kriterium der Auswahl eines Tränenersatzstoffes sollte stets die oberflächenaktive Substanz sein. Zusätzliche Kriterien wie Tonizität, pH-Wert, Konzentration spielen erst in zweiter Linie eine Rolle bei der Auswahl der Produkte [2].

Seit kurzem steht mit den semifluorierten Alkanen eine neue Substanzklasse zur Verfügung, die in vielerlei Hinsicht der Hyaluronsäure überlegen erscheint. Es handelt sich um Perfluorohexyloctan (Evotears®), welches eine niedrige Oberflächenspannung aufweist und dadurch die Träne stabilisiert.

Daneben lässt sich die wässrige Phase der Träne über eine Stimulation der Tränensekretion vermehren (☞ Tab. 2.5). Cyclosporin besitzt als zusätzliche Wirkung neben der Immunmodulation einen die Sekretion fördernden Effekt. Die systemisch gegebenen Acetylcholinagonisten Pilocarpin oder Cevimelin lösen gleichfalls eine vermehrte Tränensekretion aus, sind jedoch teilweise schlecht verträglich.

Stadium I (mild)
• Niedrigviskose Augentropfen auf der Basis von Polyvinyl-Alkohol (PVA)(z.B. Liquifilm®), Polyvinyl-Pyrrolidon (PVP) (z.B. Protagent®)
• Konserviert möglich, besser unkonserviert
• Tropffrequenz < 4 x täglich
• Hyaluronsäure 0,1 % (z.B. Vismed®)
Stadium IIa (leicht)
• Niedrigviskose Augentropfen mit PVA unkonserviert (z.B. Liquifilm OK®), PVP unkonserviert (Protagent SE®), Tropffrequenz > 4 x täglich
• Niedrigviskose Zellulosederivate (z.B. Artelac®)
• Hyaluronsäure 0,1 % (z.B. Vismed®)
• Osmoprotektion (Optive®, Thealoz®)
• Semifluorierte Alkane (Evotears®)
Stadium IIb (mittelschwer)
• Höherviskose Zellulosederivate, unkonserviert, Tropffrequenz > 4 x täglich
• Hydrogele (Carbomere) (z.B. Vidisic®), konserviert, Tropffrequenz < 4 x täglich
• Hyaluronsäure 0,3 % (z.B. Vismed Gel®)
• Osmoprotektion (Optive®, Thealoz®))
• Semifluorierte Alkane (Evotears®)
Stadium III (schwer)
• Hydrogele (Carbomere) unkonserviert (z.B. Vidisic EDO®)
• Kombiniert mit unkonserviertem PVA, unkonserviertem PVP
• Kombiniert mit Hyaluronsäure 0,3 % (z.B. Vismed Gel®)
• Semifluorierte Alkane (Evotears®)

Tab. 2.4: Therapie des Trockenen Auges.

Cyclosporin	Augentropfen (Ikervis®, Restasis®)
Pilocarpin	Kapseln (Salagen®)
Cevimelin	Kapseln (Saligren®, Evoxac®)

Tab. 2.5: Stimulation der Tränensekretion.

Die Muzine lassen sich über verschiedene Präparate regulieren (☞ Tab. 2.6). Bei Muzinüberschuss, dem *mucus fishing syndrome*, verwendet man mukolytisch wirkendes Acetylcystein. Bei Muzinmangel setzt man muzinanaloge Substrate wie Tamarindensamen oder HP-Guar ein. Muzin-stimulierende Substanzen sind in der Entwicklung (INS 365, 15(S)-HETE, Gefarnate, Rebamipide).

Mukolytika	Acetylcystein (Euronac®)
Muzinanaloga	Tamarindensamen (Visine®), HP-Guar (Systane®)
Muzinstimulation	INS 365, 15(S)-HETE, Gefarnate, Rebamipide (Mucosta®)

Tab. 2.6: Muzintherapie.

Die hyperevaporative Keratoconjunctivitis bedarf der Lidrandpflege und der Lipidsubstitution. Die Lidrandpflege kann auf unterschiedliche Weise vorgenommen werden. Regelmäßige Massage der Meibomdrüsen über feuchte Kompressen, mit Stiltupfern, oder mit vorgefertigten feuchten Pads erweisen sich als hilfreich. Diese Maßnahmen müssen als Grundlage der weiteren Therapie langfristig durchgeführt werden [6]. Die Lipidsubstitution erfolgt über lipidhaltige Tränenersatzmittel. Hierbei werden Triglyzeride oder zusätzlich Phospholipide zugeführt (☞ Tab. 2.7). Semifluorierte Alkane scheinen aufgrund guter Studiendaten in der therapeutischen Potenz überlegen zu sein und sind daher für die Primärtherapie geeignet.

Lidkantenpflege	• Stiltupfer • Feuchte Kompressen • Baby-Shampoo • Pads (z.B. Blephaclean®)
Lipidhaltige Tränenersatzmittel	• Gel (Artelac lipids®, Artelac nighttime®) • Tropfen (Cationorm®, Optive plus®, Visine Trockene Augen®, Lipimix®)
Semifluorierte Alkane	• Tropfen (Evotears®)

Tab. 2.7: Lipidtherapie.

2.2. Das Nasse Auge

■ **Pathophysiologie**

Das Nasse Auge entsteht bei der hypovolämischen Keratoconjunctivitis sicca über eine Osmolaritätssteigerung im Meniskus. Dort akkumulieren Entzündungsmediatoren. Dadurch erfolgt ein Überlaufen des Meniskus. Dieses Überfließen kann gesteigert werden, wenn die Drainage über die ableitenden Tränenwege zusätzlich gestört ist [11]. Zudem kann eine Lockerung des Lidapparats nach verstärktem Tupfen und Wischen die Tränenproduktion steigern und ein Nasses Auge hervorrufen. Bei dünnen Filmen ist die Schwerkraft im Vergleich zu den starken Oberflächenkräften des gespreiteten Tränenfilms vernachlässigbar.

Bei der hyperevaporativen Keratoconjunctivitis sicca wird der genannte Ablauf durch die zugrunde liegende entzündliche Lidkantenveränderung verstärkt.

Die früher geläufige Vorstellung, das Nasse Auge sei ein ausschließlich durch eine Tränenwegsstenose verursachtes Überlaufen, ist nicht korrekt. Inkorrekt ist ebenfalls das Konzept, beim Nassen Auge rutsche der instabile Tränenfilm infolge der Schwerkraft nach unten.

■ **Klinik**

Die Patienten klagen über ein Überlaufen der Tränen über den Lidrand. Häufiges Tupfen mit dem Taschentuch folgt darauf. Während bei der hypovolämischen Form keine Rötung der Lidkante angegeben wird, klagen Patienten mit Blepharitis über rote, entzündete, wulstige Lidregionen.

Diagnostik

Wesentlicher Baustein der Diagnostik des Nassen Auges ist die Inspektion der Lidkante und der Bindehaut. Bei der hypovolämischen Form findet sich eine intakte, scharfrandige Lidkante. Bei lange bestehender Form kann das Tränenpünktchen durch starke Bindehautfalten verlegt sein.

Bei der hyperevaporativen Form findet sich ein Umbau der Lider. Verdickte Lidkanten, abgerundete Lidkanten, lockere Unterlider mit abstehender Kante, verschlossene Orifizien der Meibomdrüsen sind häufige Zeichen. Bei einer Ektropiumneigung taucht das Tränenpünktchen nicht mehr in den Tränensee ein, eine Drainage ist deshalb unmöglich. Bei einem manifesten Ektropium liegt die Lidkante nicht mehr der Bulbusoberfläche an.

Sind die genannten Zeichen beider Formen der Benetzungsstörung nicht nachweisbar, so ist an eine Tränenwegsstenose zu denken. Eine Spülung sollte nicht automatisch bei jedem Nassen Auge vorgenommen werden, sondern nur nach Ausschluss der genannten Lidveränderungen.

Nach der Beurteilung der Lider muss beim Nassen Auge die Diagnostik des Tränenfilms ähnlich wie beim Trockenen Auge angeschlossen werden.

Therapie

Liegt eine hypovolämische Keratoconjunctivitis sicca mit nicht entzündlicher Lidkante vor, so sollte zunächst jede Lidfehlstellung operativ korrigiert werden. Exzessive Bindehautfalten sollten reseziert werden, um eine problemfreie Drainage über das Tränenpünktchen zu ermöglichen. Danach wird der Tränenfilm durch Gele substituiert. Tupfen oder Berühren der Augenoberfläche und der Lider mit dem Taschentuch muss unbedingt vermieden werden. Nachdem diese Therapie 3-4 Wochen durchgeführt wurde, ist eine antiinflammatorische Behandlung mit lokalem Dexamethason für 2-3 Wochen empfohlen. Erst danach ist eine Spülung der Tränenwege angeraten (☞ Tab. 2.8).

Lidkorrektur	• Ektropium-Operation • Lidstraffung • Einwärtskippung des Tränenpünktchens
Bindehautkorrektur	• Resektion von Bindehautfalten
Substitution	• Carbomere (z.B. Vidisic®)
Antiinflammatorische Therapie	• Lokales Dexamathason für 2-3 Wochen (z.B. Dexa EDO®, Dexa sine SE®, Monodex®)

Tab. 2.8: Therapie des Nassen Auges.

Bei hyperevaporativen Formen der Sicca finden sich häufig Lidfehlstellungen. Hier ist jede operative Korrektur mit äußerster Vorsicht zu planen, da die Wundheilung der entzündlich veränderten Lidkante meist zu neuerlichen Fehlstellungen mit Oberflächeninkongruenzen führt. Falls dennoch erforderlich, sollte der Eingriff in einem relativ entzündungsarmen Intervall durchgeführt werden. Generell muss der Tränenfilm durch lipidhaltige Gele substituiert und stabilisiert werden. Sollte dies nicht ausreichen, ist nach 3-4 Wochen eine antiinflammatorische Therapie mit Dexamethason AT für 2-3 Wochen empfohlen. Intensiver wirkt eine systemische Gabe von Doxycyclin, die allerdings meist über längere Intervalle bis zu 6 Monaten beibehalten werden muss.

2.3. Das Entzündete Auge

Pathophysiologie

Unter den Substanzen der wässrig-muzinösen Phase finden sich Proteine und Peptide, welche die Existenz eines unspezifischen Abwehrsystems wahrscheinlich machen. Dieses Abwehrsystem verhindert das Auftreten von Benetzungsstörungen und Entzündungen. Die Substanzklassen der Lipocaline, Defensine und Collectine sind die wesentlichen Bestandteile dieses Abwehrsystems. Außerdem verfügen auch Muzine neben ihren rheologischen Eigenschaften über eine immunologische Kompetenz. Dieses Abwehrsystem wird beispielsweise durch Benzalkoniumchlorid und dessen cytotoxische Eigenschaft gestört.

Sollte sich dieser unspezifische Abwehrmechanismus als unzureichend erweisen, kommt es zu einer zweiten Stufe der Abwehrreaktion und zum klinischen Erscheinen von Benetzungsstörungen an der Augenoberfläche. Das jetzt einsetzende adaptive Immunsystem wird durch zwei Substanzklassen gesteuert: die Cytokine und die Androgene [9].

Die Cytokine bilden ein netzwerkartig aufgebautes, hierarchisches System von meist pro-inflammatorisch wirkenden Proteinen. Die wichtigsten Steuer-Cytokine sind das Interleukin 1 und der Tumor Nekrose Faktor α. Man unterscheidet parakrin (auf Nachbarzellen) wirksame, autokrin (auf Rezeptoren) wirksame und endokrin (in der Ferne) wirksame Cytokine. Cytokine werden durch die in der Glaukomtherapie lokal applizierten Prostaglandinagonisten verstärkt.

Androgene sind wesentlich an der Vermeidung von Entzündungsreaktionen der Augenoberfläche beteiligt. Deren Wirkung erfolgt über eine Molekül-Rezeptor-Interaktion. Messgrößen wie das Androgen-Rezeptor-Molekül, die Androgen-Rezeptor-mRNA und das Leitenzym 5-α-Reductase wurden sowohl in den Meibom-Drüsen als auch in der Haupt-Tränendrüse nachgewiesen. Bei einem Androgenmangel ist die Entzündungsreaktion der Augenoberfläche verstärkt.

Damit hängt möglicherweise auch die Rolle der Apoptose an der Augenoberfläche zusammen. Multiple pro-apoptotische Faktoren wie BAX, FAS-Liganden, aber auch anti-apoptotische Faktoren wie Bcl-2 sind im Tränenfilm nachweisbar. Ein gewisses Maß an Apoptose scheint an der Augenoberfläche erforderlich zu sein, um eine Entzündungsreaktion zu vermindern. Corticoide wirken pro-apoptotisch, Cyclosporin wirkt anti-apoptotisch.

Sämtliche genannte Reaktionen gelten nicht nur für die hypovolämische Form, sondern auch für die hyperevaporative Form der Benetzungsstörung. Bei der Lipidstörung findet sich zusätzlich eine deutliche Erhöhung der Linolensäure und der Arachidonsäure im Tränenfilm.

Beide Formen der Benetzungsstörungen neigen bei gestörter Immunabwehr zu einer Häufung bakterieller Infektionen.

■ Klinik

Bei der hypovolämischen Keratoconjunctivitis sicca finden sich gehäuft bakteriell bedingte Conjunctivitiden mit Sekretbildung und Injektion. Daneben treten auch immunologisch ausgelöste Oberflächenstörungen auf. Diese zeichnen sich durch eine conjunctivale Injektion aus. Sie ist infolge der nächtlichen Ansammlung von Entzündungsproteinen oft nach dem Aufwachen am deutlichsten.

Auch die hyperevaporative Keratoconjunctivitis sicca weist rezidivierende bakterielle Superinfektionen auf. Die häufigsten Erreger sind bei der Blepharitis Staphylococcus aureus, Staphylococcus epidermidis und Propionibacterium acnes. In diesen Fällen ist die Sekretbildung gesteigert. Bei immunologischen Entzündungen zeigt sich eine Rötung der Lidkante und der Conjunctiva ohne Sekret.

■ Diagnostik

Für beide Formen der Benetzungsstörung sollte bei Verdacht auf eine bakterielle Infektion ein Abstrich entnommen werden, um danach kurzzeitig eine gezielte antibiotische Therapie durchzuführen.

Die immunologische Entzündungsreaktion wird für beide Formen im Wesentlichen aufgrund des klinischen Untersuchungsergebnisses bestimmt. Laborchemisch steht ergänzend die HLA-DR-Testung über die Impressionszytologie zur Verfügung, um den Grad der entzündlichen Aktivität zu messen.

■ Therapie

Die antiinflammatorische Therapie der hypovolämischen Keratoconjunctivitis sicca kann kurzfristig mit lokalem unkonserviertem Dexamethason (Dexa EDO®, Dexa sine SE®) durchgeführt werden. Hierbei wird das Präparat 2-3 Wochen drei mal täglich appliziert und danach wieder abgesetzt. Meist ergibt sich daraus ein lang anhaltender günstiger therapeutischer Effekt.

Für die mittelfristige Therapie steht lokales Cyclosporin 0,1 % zur Verfügung (Ikervis®), welches für die Behandlung der schweren Keratitis beim Trockenen Auge zugelassen ist. Die weiteren erhältlichen (Restasis®, Optimmune®) und in der Apotheke zuzubereitenden Rezepturen (z.B. in Maiskeimöl) weisen eine Konzentration zwischen 0,05 % und 0,2 % auf. Der Wirkungseintritt ist zeitlich versetzt. Eine langfristige Gabe bis zu 6 Monaten erweist sich als hilfreich.

Serum-Augentropfen besitzen neben der volumensubstituierenden Eigenschaft auch eine anti-

2.3. Das Entzündete Auge

inflammatorische Potenz. Sie werden langfristig über Monate meist 3-4 mal täglich appliziert. Optimierte Zubereitungsvorschriften sind verfügbar. Die Herstellung und Ausgabe der Präparate kann nur in Verbindung mit einer Blutbank erfolgen.

Omega-3- und Omega-6-Fettsäuren stehen für die langfristige Immunmodulation zur Verfügung. Ein Wirkungseintritt ist klinisch nach 4 Wochen feststellbar. Die Kombination der beiden Klassen der ungesättigten Fettsäuren (Ocuvite Omega®) erweist sich im Vergleich zu den Monopräparaten als überlegen. Die Therapie kann auch lokal durchgeführt werden (Remogen omega AT®).

Bei schwerer entzündlicher Veränderung der Augenoberfläche ist eine überlappende oder kombinierte parallele Therapie mit mehreren antiinflammatorischen Substanzgruppen möglich und sinnvoll. Alle antiinflammatorischen Therapieschritte sind nur in Kombination mit einer Tränenersatztherapie empfohlen (☞ Tab. 2.9).

Cortison	unkonserviertes Dexamethason (z.B. Dexa EDO®, Dexa-sine SE®, Monodex®), 2-3 Wochen, 3 x täglich
Cyclosporin	Ikervis AT®, Restasis AT®, Optimmune AS®, Mischung in Ölen, mittelfristig anwenden
Autologes Serum	Herstellung über Blutbank, optimierte Rezeptur, langfristig anwenden
Omega-3- und Omega-6-Fettsäuren	Ocuvite Omega®, Remogen omega AT®, langfristig anwenden

Tab. 2.9: Antiinflammatorische Therapie bei hypovolämischer KCS.

Bei der hyperevaporativen Keratoconjunctivitis sicca erfolgt die antiinflammatorische Therapie über andere Substanzgruppen (☞ Tab. 2.10). Einige systemisch gegebene Antibiotika modulieren in Konzentrationen unterhalb der minimalen Hemmkonzentration der Erreger das Meibomsekret und vermindern dessen entzündliche Eigenschaft. Zu diesen Antibiotika zählen Tetracycline. Nach einer initialen Phase mit 1000 mg für 3-5 Tage wird mehrere Monate 75-100 mg gegeben.

Am häufigsten wird jedoch Doxycyclin in einer Dosierung von 100 mg initial, danach 50 mg eingesetzt. Desgleichen steht Minocyclin zur Verfügung. Für alle genannten Antibiotika gilt die Beachtung einer Reihe von Kontraindikationen (Kinder unter 8 Jahre, Schwangerschaft, Vorsicht bei Gerinnungshemmung, Vorsicht bei Sonnenexposition).

Tetracyclin	• 1000 mg für 3-5 Tage, 75-100 mg über Monate
Doxycyclin	• Minocyclin Tbl, Doxycyclin Tbl (z.B. Doxyderma®, Oraycea®), initial 100 mg, danach 50 mg, langfristig, bis zu 6 Monaten
Topische Immunmodulatoren (Calcineurin-Inhibitoren)	• Tacrolimus (Protopic® 0,03 % Salbe) • Pimecrolimus (Elidel® 1 % Creme)
Außerdem: lokal mit Corticoiden, Cyclosporin, Tetracyclin; systemisch oder lokal mit Omega-3- und Omega-6-Fettsäuren	

Tab. 2.10: Antiinflammatorische Therapie bei hyperevaporativer KCS.

Lokales Tetracyclin (Oxytetracyclin®, Aureomycin®) kann versucht werden, ist jedoch bei weitem weniger wirksam als die systemische Anwendungsform.

Topische Immunmodulatoren (Calcineurin-Inhibitoren: Tacrolimus, Pimecrolimus) stehen außerdem zur Verfügung. Sie eignen sich für die Modulation der entzündlich veränderten Lidhaut und der Lidkante in der jeweils niedrigsten verfügbaren Konzentration (Protopic 0,03 %® = Tacrolimus) (Elidel 1 %® = Pimecrolimus). Alle Anwendungen im Lidbereich erfolgen im off-label-use-Verfahren, bedürfen also der expliziten Zustimmung des Patienten. Der therapeutische Effekt liegt meist unter demjenigen von Cortison.

Lokale Corticoide müssen bei der Lipidstörung am besten in Salbenform an der Lidkante eingesetzt werden. Sie sind für starke Entzündungsschübe oft unumgänglich.

Lokales Cyclosporin moduliert effektiv die Veränderungen der Lipidstörung.

Außerdem stehen Omega-3- und Omega-6-Fettsäuren zur langfristigen Modulation der Blepharitis lokal und systemisch zur Verfügung.

Zusammenfassung

Die Benetzungsstörungen der Augenoberfläche manifestieren sich unter drei verschiedenen Leitsymptomen. Entsprechend lässt sich ein Trockenes Auge, ein Nasses Auge und ein Entzündliches Auge unterscheiden. Jede Form bedarf einer unterschiedlichen Therapie. Dabei sollte jeweils weiter unterschieden werden, ob eine hypovolämische oder eine hyperevaporative Keratoconjuncticitis sicca vorliegt. Nach dieser Klassifizierung wird die Therapie nochmals variiert.

Die jeweilige Form der Benetzungsstörung hängt maßgeblich von systemischen Grunderkrankungen (Sjögren-Syndrom, Rosacea) ab. Daneben spielen lokal gegebene Medikamente wie Antiglaukomatosa eine beherrschende Rolle. Die Therapie der Benetzungsstörung muss sich nach der notwendigen antiglaukomatösen Therapie richten. Die Suche nach einem optimalen Therapiekonzept sollte in Abstimmung zwischen Dakryologen und Glaukomspezialisten durchgeführt werden. Die Absprache sollte nicht nur die Vermeidung von Konservierungsstoffen beinhalten, sondern auch eine stadiengerechte Benetzungstherapie. Sie muss auch berücksichtigen, dass Benetzungsstörungen phasenweisen Veränderungen unterliegen können und entsprechend eine Anpassung der Therapie erforderlich machen.

2.4. Literatur

(ausgewählte Übersichtsdarstellungen)

1. Asbell P A, Lemp M A: Dry eye disease. Thieme Verlag Stuttgart 2006.

2. Brewitt H, Kaercher T, Rüfer F: Trockenes Auge und Blepharitis. Klin Monatsbl Augenheilkd 2008,225,R15-R36.

3. Kunert K, Sickenberger W, Brewitt H: Trockenes Auge. Kaden-Verlag Heidelberg 2016.

4. Geerling G, Brewitt H: Surgery for the dry eye. Developments in Ophthalmology Bd 41, 2008.

5. Hoang-Xuan T, Baudouin C, Creuzot-Garcher C: Inflammatory diseases of the conjunctiva. Thieme-Verlag Stuttgart 2001.

6. Kaercher T, Brewitt H: Blepharitis. Ophthalmologe 2004,101,1135-1148.

7. Lemp M A: The 2007 report of the Dry Eye Workshop (DEWS). The ocular surface 2007,5,67-204.

8. Messmer E: Diagnose und Therapie der Keratokonjunktivitis sicca. UNI-MED Verlag Bremen 2007.

9. Paulsen F, Varoga D, Steven P, Pufe T: Antimicrobial peptides at the ocular surface. In: Immunology of lacrimal gland and tear film (Hrsg.: Zierhut M, Stern M E, Sullivan D A) Taylor and Francis, London 2005, S97-104.

10. Schäfer G, Hoffmann W, Berry M, Pausen F: Tränendrüsenassoziierte Muzine. Ophthalmologe 2005,102, 175-183.

11. Schargus M, Geerling G: Das "feuchte" trockene Auge. Ophthalmologe 2009,106,235-241.

Diagnostik des Trockenen Auges

F. Schirra, B. Seitz

3. Diagnostik des Trockenen Auges

3.1. Einleitung

Abgesehen von wissenschaftlichen Fragestellungen besteht Anlass zur diagnostischen Aufarbeitung des Trockenen Auges im Wesentlichen aus zwei Gründen. Erstens, der Patient fühlt sich subjektiv in irgendeiner Form beeinträchtigt und diese Symptome könnten auf ein Trockenes Auge zurückzuführen sein oder, zweitens, der Patient fühlt sich subjektiv nicht wesentlich beeinträchtigt, aber objektive Befunde aus einem anderen Untersuchungsanlass deuten auf ein Trockenes Auge mit signifikantem potentiellen Schädigungsrisiko für den Patienten hin, z.B. durch Verschlimmerung durch Zuwarten oder erhöhte Infektionsgefahr aufgrund einer deutlichen Hornhautepithelstörung oder ähnliches.

3.2. Anamnese

Wie bei anderen Erkrankungen auch beginnt eine Untersuchung mit der Anamnese. Typische, wenn auch nicht spezifische Beschwerden sind: vermehrte Augenrötung, Fremdkörpergefühl, Trockenheitsgefühl, Juckreiz, Augenbrennen, Lichtempfindlichkeit, scheinbar paradoxerweise sogar Tränenlaufen. Letzteres ist jedoch als ausgeprägte Reflexsekretion bei anderweitiger Tränenfilmstörung, z.B. Becherzellinsuffizienz mit Muzinstörung, zu sehen. Bei Überlastung des reflektorischen Systems kann im weiteren Verlauf die Kompensationsfähigkeit gemindert oder aufgehoben sein. Juckreiz deutet doch eher auf eine allergische Genese der Beschwerden. Weitere Details sind u.a. Gegenstand des Dry Eye Workshops 2007 [1].

3.3. Befunde

Spaltlampenbefunde zeigen Lidkantenrötung, Lidkantenschwellung, überkeratinisierte Meibomdrüsenausführungsgänge oder auch Retentionszysten, schaumiges Sekret an der Lidkante, Mucusfäden an der Lidkante, reduzierten Tränenmeniskus, lidkantenparallele Bindehautfalten (siehe unten), Bindehautinjektion, Hornhautepithelfäden und einen matten Hornhautreflex. Kollaretten an der Wimpernbasis können einen vermehrten Befall mit Haarbalgmilben anzeigen, der nach Epilation einiger Zilien mikroskopisch nachgewiesen werden kann. Auch Lidfehlstellung oder Anzeichen einer zugrundeliegenden Erkrankung, wie z.B. eine Fornixverkürzung durch ein okuläres Pemphigoid müssen beachtet werden. Eine Rosacea geht häufig mit Meibomdrüsendysfunktion einher, weil dieses Gewebe als Talgdrüse einer ähnlichen Steuerung unterliegt wie die Talgdrüsen der Haut.

Hilfreich, jedoch mit unterschiedlicher Zielsetzung, sind standardisierte Fragebögen. So können sie einfach und kurz die Diagnose eines Trockenen Auges untermauern oder bis hin zur Evaluierung der Beeinträchtigung im Alltagsleben und der psychischen Belastung führen. Auch zum Verlauf und zur Beurteilung der Effektivität einer Therapie sind einige Varianten geeignet. Sie lassen sich organisatorisch auch sehr gut in die Wartezeit vor dem Arzt-Patienten-Kontakt integrieren. Siehe hierzu ebenfalls die Ergebnisse des Dry Eye Workshops 2007 [1].

3.3.1. Lidkantenparallele Bindehautfalten (LIPCOF)

Ein schnell und zuverlässig zu erhebender Befund von diagnostischer Bedeutung soll hier nochmals etwas ausführlicher erläutert werden. Lidkantenparallele Bindehautfalten (LIPCOF) (☞ Abb. 3.1-3.3) werden in vier Ausprägungsgrade eingeteilt. Die Klassifikation erfolgt an der Spaltlampe sicher, schnell und ohne weitere Hilfsmittel (☞ Tab. 3.1). LIPCOFs treten in allen vier Quadranten des äußeren Auges auf, am häufigsten im temporal unteren [2].

3.3. Befunde

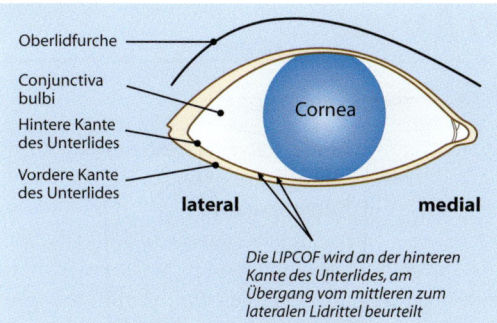

Abb. 3.1: Lokalisation zur Beurteilung der lidkantenparallelen konjunktivalen Falte (LIPCOF) im unteren, lateralen Quadranten des Auges.

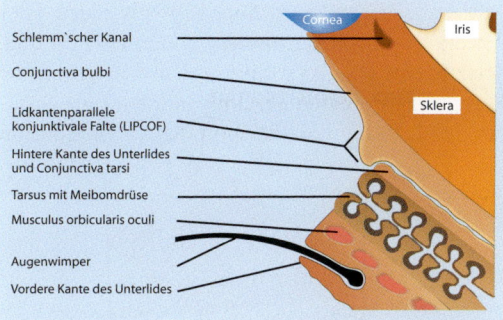

Abb. 3.2: Sagittaler Paramedianschnitt durch den vorderen Anteil eines Auges mit LIPCOF im unteren lateralen Quadranten.

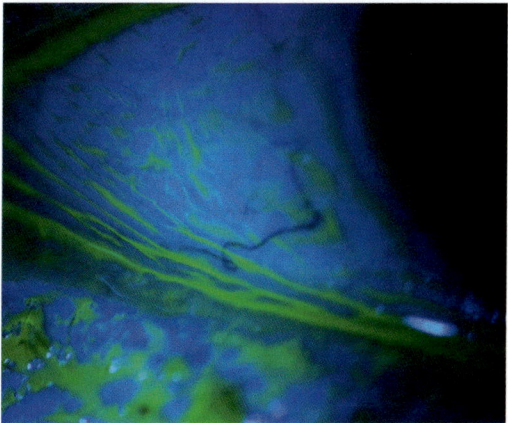

Abb. 3.3: Lidkantenparallele konjunktivale Falte (LIPCOF), Grad 3. Die LIPCOF zerfällt in ein Faltenpaket und übersteigt in der Höhe den normalen Tränenmeniskus.

Ausprägungsgrad der LIPCOF	Beschreibung des Spaltlampenbefundes der LIPCOF (Bulbi in Primärposition)
LIPCOF Grad 0	Keine permanent vorhandene lidkantenparallele Bindehautfalte
LIPCOF Grad 1	Kleine, aber sicher diagnostizierbare lidkantenparallele Bindehautfalte. Wesentlich niedriger als ein normaler Tränenmeniskus
LIPCOF Grad 2	Deutliche lidkantenparallele Bindehautfalte bis zur Höhe des normalen Tränenmeniskus
LIPCOF Grad 3	Große lidkantenparallele Bindehautfalte, die die Höhe eines normalen Tränenmeniskus übersteigt

Tab. 3.1: Ausprägungsgrade der lidkantenparallelen konjunktivalen Falte (LIPCOF).

Abhängig von der jeweiligen Faltengröße ändert die LIPCOF ihre Morphologie. Kleine Falten liegen in 91,2 % als Einzelfalte vor. 73,3 % der LIPCOFs mittlerer Größe zerfallen in mehrere parallele Falten. Unter den großen LIPCOFs ist die Einzelfalte mit 4,6 % die Ausnahme (nicht publizierte Daten).

Die LIPCOF zeigt einen positiven Vorhersagewert für das Trockene Auge von über 93 %, d.h. von allen Patienten mit LIPCOF haben 93 % tatsächlich ein Trockenes Auge. Sie zeigt einen negativen Vorhersagewert für das Trockene Auge von 76 %, d.h. von allen Patienten ohne LIPCOF haben 76 % tatsächlich *kein* Trockenes Auge [3]. Ein logistisches Regressionsmodell ermittelt, dass Patienten mit LIPCOF, ohne weitere Berücksichtigung der jeweiligen Faltengröße, ein 44-fach gesteigertes Risiko für ein Trockenes Auge haben als solche ohne LIPCOF. Wird die genaue Faltengröße berücksichtigt, so demonstriert das logistische Regressionsmodell, dass Patienten mit LIPCOF Grad 1 ein 15-fach, mit LIPCOF Grad 2 ein 63-fach und mit LIPCOF Grad 3 ein 190-fach höheres Risiko für ein Trockenes Auge haben als Patienten ohne lidkantenparallele Bindehautfalte (LIPCOF Grad 0) (☞ Abb. 3.4) [4]. In einem linearen (☞ Abb. 3.5) und in einem quadratischen Regressionsmodell waren Alter und Geschlecht der Patienten nicht signifikant, d.h. deren Berücksichtigung erlaubt keine genauere Einschätzung des Trockenen Auges als dessen Diagnostik durch die LIPCOF allein. Die lidkantenparallele konjunktivale Falte schätzt den okulären Trockenheitsgrad auf einer vierstufigen Skala in 53 % der Fälle genau richtig ein. In 36 % wird die okuläre Trockenheit um ein Grad zu hoch oder zu niedrig bewertet. Schätzfehler um zwei beziehungsweise drei Trockenheitsgrade treten in 11 % der Fälle auf [4]. Die Berücksichtigung der jeweiligen Faltengröße erlaubt eine Quantifizierung des Trockenen Auges und ist somit von großer diagnostischer Relevanz.

LIPCOF und okulärer Trockenheitsgrad korrelieren in gleichsinniger Art und Weise mit okulären anamnestischen Angaben und Spaltlampenbefunden, was zusätzlich die Treffsicherheit der LIPCOFs bezüglich der Diagnostik des Trockenen Auges untermauert [4].

Unabhängige Studien haben gezeigt, dass die LIPCOF bei geeigneter Therapie eines Trockenen Auges rückläufig ist [5-7]. Sie hat prädiktiven Wert hinsichtlich voraussichtlicher Kontaktlinsen(un)-verträglichkeit [8-10].

Die lidkantenparallele konjunktivale Falte ist eines der sichersten Zeichen zur Diagnostik des Trockenen Auges. Wegen der für den Augenarzt leichten Beurteilbarkeit eignet sie sich in besonderer Weise zur schnellen Erkennung und Quantifizierung des Trockenen Auges und vereinfacht dessen Diagnostik erheblich. Weiterhin erlaubt sie die Beurteilung der Wirksamkeit einer Therapie des Trockenen Auges.

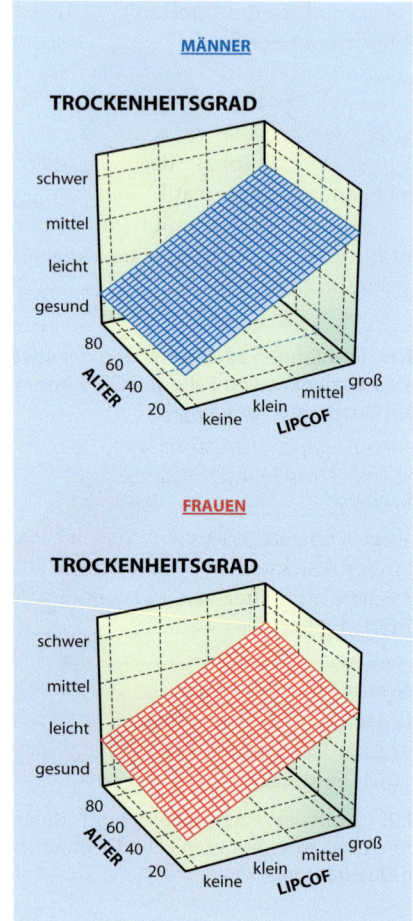

Abb. 3.5: Lineare Regression des okulären Trockenheitsgrades auf Alter und LIPCOF-Größe.

3.3.2. Meibomdrüsendysfunktion

Ein zweiter Schwerpunkt bei der Befunderhebung sollte unseres Erachtens die Beurteilung des Meibomdrüsenzustandes und deren Funktion im Sinne einer "interventionellen" Befunderhebung sein. Wichtig ist dies, weil die Meibomdrüsendysfunktion weltweit die häufigste Ursache des hyperevaporativ Trockenen Auges ist und in über 60 % ein beitragender Faktor unter allen Patienten mit Trockenem Auge sein kann [11]. Weiterhin ist die *frühzeitige* Erkennung einer Meibomdrüsendysfunktion, die initial sehr häufig auch nicht-inflammatorischer Natur ist, aus therapeutischer Sicht extrem wichtig, weil eine lange bestehende Dysfunktion das Gewebe irreversibel schädigen kann und dann zur Therapieresistenz führt [12].

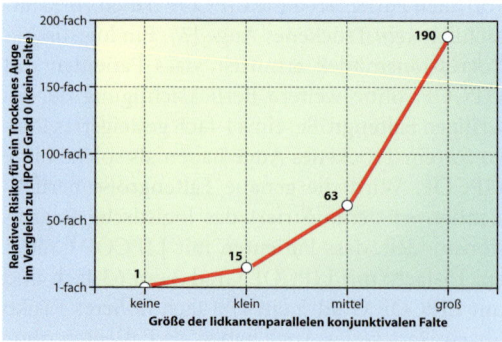

Abb. 3.4: Wahrscheinlichkeit des Auftretens eines Trockenen Auges in Abhängigkeit der LIPCOF-Größe.

3.4. Diagnostische Tests

3.4.1. Hinweise zu diagnostischen Tests

Das Prinzip der Testauswahl besteht in einer Sequenz, die die vorläufige Arbeitsdiagnose und das vermutete Stadium aufgrund Anamnese und Befunderhebung stützt oder weiter eingrenzt, um die Grundlagen einer adäquaten Therapie und Prognosebestimmung zu legen. Es sollten möglichst wenig-invasive bzw. irritierende Methoden zu Anfang erfolgen, um eine Beeinflussung nachfolgender Tests zu minimieren. Weiterhin sollen im praktischen Alltag eher einfache und kurze Tests als hoch-komplizierte und aufwendige Untersuchungen bevorzugt werden. Schließlich ist es wichtig, sich zu vergegenwärtigen, dass der Tränenfilm und die Augenoberfläche sowie die assoziierten Drüsen und Steuerungsmechanismen eine funktionelle Einheit bilden und nur die Synopsis aus Anamnese, Befund, ausgewählten Tests und pathophysiologischen Konzepten, und nicht das Verlassen auf isolierte Einzeltests, zielführend ist.

Diese Meibomdrüsendysfunktion ist im wesentlichen Folge einer verstärkten Verhornung der Ausführungsgänge und/oder Viskositätserhöhung des Meiboms mit konsekutiver Obstruktion. Dies wiederum führt unmittelbar zu einer direkten Beeinträchtigung der Lipidphase des Tränenfilms mit entsprechender Symptomatik und im Verlauf durch zunehmenden Sekretstau zur Gangdilatation bis hin zur Druckatrophie des Drüsenparenchyms und permanenter Drüseninsuffizienz [12, 13].

Untersucht wird die Meibomdrüse neben reiner Inspektion durch Ausüben geringen "physiologischen" Druckes auf die Lider per Wattestäbchen gegen den Augapfel, um zu eruieren, wie viele der Drüsen sekretorisch aktiv sind. Im zweiten Schritt sollte durchaus stärkerer Druck ausgeübt werden, etwa vergleichbar dem forcierten Drucktest nach filtrierender drucksenkender Operation und sich nicht stellendem Filterkissen. Hierbei wird die Schwierigkeit der Expression (Grad 0-3, leicht, mittel, schwer, verschlossen) und die Konsistenz des Sekretes (Grad 0-3, olivenölartig, leicht flockig, zahnpastaartig, nicht exprimierbar) beurteilt. Im schlimmsten Fall sind die Ausführungsgänge völlig häutig überwachsen und die Meibomdrüsen entweder prall gefüllt oder bereits weitgehend atrophiert (☞ Abb. 3.6). Im Falle eines pathologischen Befundes sollte, soweit noch sinnvoll, zumindest symptomatisch eine Trias aus Lidrandhygiene, heißen Lidkompressen und nachfolgender Lidmassage durch den Patienten selbst über Monate hinweg nach ausführlicher Anleitung erfolgen, ggfs. mit adjuvanter topischer und systemischer Therapie [12].

3.4.2. Messung des Tränenvolumens

Die Messung des Tränenvolumens ist eine der naheliegendsten Testverfahren. Hierbei gilt es jedoch, nicht das bereits vorhandene Tränenvolumen im unteren Fornix zu messen, sondern, möglichst wenig invasiv die in einer bestimmten Zeiteinheit produzierte Tränenmenge. In erster Linie wird ein hyposekretorisch Trockenes Auge erfasst.

3.4.2.1. Schirmer-Test

Der bekannteste, hierfür geeignete Test ist der **Schirmer-I-Test,** wobei das Tränenvolumen über einen standardisierten Filterpapierstreifen gemessen wird, der im lateralen Unterliddrittel eingehängt wird (☞ Abb. 3.7). Er wird ohne Tropfbetäubung und ohne Reizung der Nasenschleimhaut durchgeführt. Der Tränensee wird vor dem eigentlichen Test vorsichtig entfernt, z.B. mit der Ecke eines Tupfers abgesaugt. Das Belassen dieses Tränensees halten wir für einen der wichtigsten Gründe, warum die Reproduzierbarkeit und die Variabilität des Schirmer-Tests von zahlreichen Autoren schon früh kritisiert wurden [14-17]. Die Beobachtung von Clinch und Mitarbeitern, dass die Befeuchtung des Filterpapierstreifens initial schnell und dann langsam fortschreitend erfolgt,

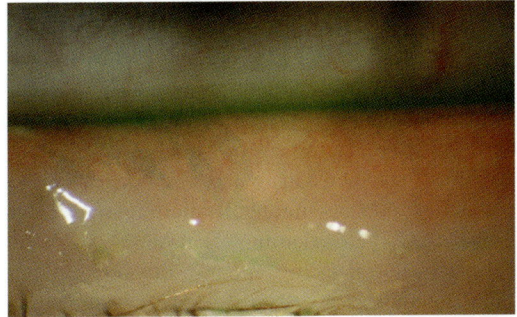

Abb. 3.6: Verdickter Lidrand, weitgehend atrophierte Meibomdrüsen mit kaum noch erkennbaren überhäuteten Ausführungsgängen. Residuale Lissamingrün-Färbung auch auf der Conjunctiva tarsi.

könnte diese These stützen [18]. Sie wurde von ihm selbst jedoch als Reflexsekretion bei Testbeginn gedeutet. Der Filterpapierstreifen darf mit den Fingern nur am distalen Ende angefasst werden und muss daher am oberen Rand *mit der Pinzette* geknickt werden (☞ Abb. 3.8). Der Grund für dieses Prozedere liegt in der Beobachtung, dass in einigen Fällen ein unerklärter physikalischer Faktor den Eintritt der Tränenflüssigkeit in den Papierstreifen verhindert oder verzögert [19]. Norn vermutet, dass die auf das Filterpapier übertragenen Hautfette als hydrophobe Barriere wirken könnten. Falsch positive Ergebnisse wären dann die Folge [20]. Die Lipide des Meibomdrüsensekretes sollen hingegen keinen Einfluss auf die Aufnahme der Tränenflüssigkeit in den Filterpapierstreifen haben [21]. Gemessen wird die Befeuchtungsstrecke ab der Knickstelle (☞ Abb. 3.9)

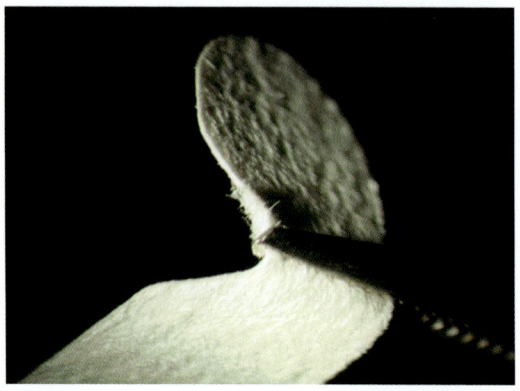

Abb. 3.8: Knickung des Schirmerstreifens mit der Pinzette, um eine Kontamination mit Lipiden der Finger zu vermeiden, um falsch pathologischen Ergebnissen vorzubeugen. Erläuterung siehe Text.

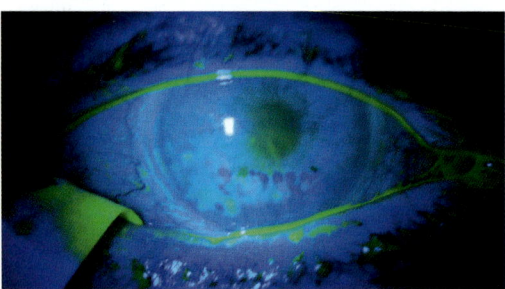

Abb. 3.7: Fluoreszein-gefärbtes Auge mit eingehängtem Schirmer-Teststreifen. Man kann einen unterhalb der Hornhautmitte aufreißenden Tränenfilm erkennen sowie eine unregelmäßige Färbung der Augenoberfläche im Sinne einer Keratitis punctata superficialis. Am Teststreifen ist erkennbar, dass die Befeuchtungsstrecke länger als der Fluoreszein-gefärbte Anteil ist. Die Länge der Befeuchtungsstrecke ist entscheidend. Der Patient hatte bis vor wenigen Stunden eine weiche Kontaktlinse mit geringer Beweglichkeit getragen. Die Testbedingungen sind hier nicht ideal und kaum verwertbar.

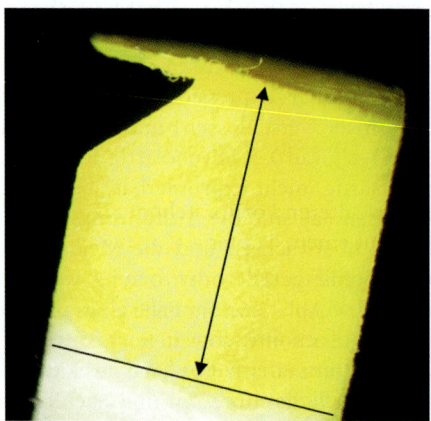

Abb. 3.9: Ein nicht ganz gerader Abschluss der Befeuchtungsstrecke wird "integriert", d.h. die befeuchtete Fläche distal der Linie entspricht der nicht befeuchteten Fläche proximal der Linie. Die Befeuchtungsstrecke (Pfeil) wird ab der Knickstelle bis zur "Integrationslinie" gemessen. Hier wurde Fluoreszeinlösung zur Visualisierung benutzt.

Beim Einsetzen des Filterpapierstreifens sieht der Patient leicht nach oben, um das Berühren der Kornea und damit eine verstärkte Reflexsekretion zu vermeiden. Die Sensibilität der Kornea ist wesentlich größer als die der Konjunktiva oder der Lidkante [22]. Mackie und Seal befürchten eine Häufung von falsch positiven Ergebnissen bei Durchführung des Tests mit geschlossenen Augen [19]. Der Schirmer-I-Test wird mit offenen Augen durchgeführt, wobei der normale Lidschlag unbedingt erlaubt ist, um eine artifizielle Steigerung der Reflexsekretion zu vermeiden. Beim Blinkvorgang

3.4. Diagnostische Tests

berührt der Filterpapierstreifen aufgrund der Platzierung am Übergang vom mittleren zum äußeren Liddrittel die sensible Hornhaut nicht. Es ist notwendig, das Ergebnis sofort nach Entnahme der Papierstreifen abzulesen, weil ein Zuwarten die Befeuchtungsstrecke um bis zu 1,5 mm verlängern kann [20]. Das genaue Anwendungsprotokoll findet sich in Tab. 3.2.

Material
• Filterpapierstreifen 5 x 35 mm (Whatman Nr.41)
Voraussetzungen
• Zugfreier Raum
• Mittlere Beleuchtung, keine Blendungsquelle im Gesichtsfeld
• Keine Anästhesie, keine anderen ophthalmologischen Untersuchungen unmittelbar vor dem Schirmer-I-Test
Durchführung
• Der Patient sieht geradeaus und leicht nach oben.
• Der im unteren Fornix stehende Tränensee wird mit einem Tupfer aufgesaugt.
• Der Filterpapierstreifen wird am markierten Ende mit einer Pinzette umgeknickt und am Übergang vom mittleren zum äußeren Liddrittel in den unteren Bindehautsack eingehängt. Die Finger berühren den Streifen nur am Rand des distalen Endes.
• Der Patient unterdrückt den Lidschlag **nicht**.
• Nach 5 Minuten wird der Filterpapierstreifen entnommen und der genässte Filterpapierabschnitt ab der Knickstelle in Millimetern gemessen. Unregelmäßige Befeuchtungsenden werden "integriert".
• Ist der Filterpapierstreifen vor Ablauf der Zeit völlig genässt, so wird er gleich darauf entnommen und die dafür benötigte Zeit gemessen. Das Ergebnis wird gleich notiert.
Beurteilung
• Befeuchtungsstrecke < 10 mm → pathologisch
• Befeuchtungsstrecke < 5 mm → deutlich pathologisch

Tab. 3.2: Testdurchführungsprotokoll des Schirmer-I-Testes.

Der **Basalsekretionstest** oder auch **Jones-Test** (☞ Tab. 3.3) erfolgt nach Applikation von Proparacain AT (und Absaugung des Tränensees) mit der Intention, die Reflexsekretion auszuschalten. Die Ergebnisse liegen um etwa 40-56 % niedriger als die des Schirmer-I-Testes. Der sog. **Schirmer-II-Test** entspricht dem Basalsekretionstest unter Reizung der Nasenschleimhaut mit einem Wattetupfer, um die reflektorische Kapazität zu messen. Dieser Test ist jedoch äußerst unangenehm, die Ergebnisse nur mäßig reproduzierbar und daher kaum noch in Gebrauch. Weitere Varianten sind der **Ein-Minuten Schirmer**, mit dem Ziel, Zeit zu sparen, den Komfort zu erhöhen und die Genauigkeit zu verbessern. Die Ergebnisse korrelieren gut mit den 5 Minuten-Varianten, wobei hier die Grenzwerte für den Test ohne topische Betäubung bei 6 mm Befeuchtungsstrecke liegt respektive bei 2 mm mit topischer Betäubung [23, 24]. Kurihashi benutzte einen 0,25 mm dicken **Baumwollfaden mit einem Fluoreszeindepot** an einem Ende, Hamano benutzte **Phenolrot** als Indexfarbe (Grenzwert 10 mm nach 15 Sekunden). Validität, Korrelation zu anderen Volumentests, zum Alter etc. sind jedoch sehr variabel [25].

Material
• Filterpapierstreifen 5 x 35 mm (Whatman Nr.41)
Voraussetzungen
• Zugfreier Raum
• Mittlere Beleuchtung, keine Blendungsquelle im Gesichtsfeld
• Zwei Tropfen Proparacain in den unteren Fornix tropfen und 10 Sekunden abwarten, keine anderen ophthalmologischen Untersuchungen unmittelbar vor dem Schirmer-I-Test
Durchführung
• Der Patient sieht geradeaus und leicht nach oben.
• Der im unteren Fornix stehende Tränensee wird mit einem Tupfer aufgesaugt.
• Der Filterpapierstreifen wird am markierten Ende mit einer Pinzette umgeknickt und am Übergang vom mittleren zum äußeren Liddrittel in den unteren Bindehautsack eingehängt. Die Finger berühren den Streifen nur am Rand des distalen Endes.
• Der Patient unterdrückt den Lidschlag **nicht**.
• Nach 5 Minuten wird der Filterpapierstreifen entnommen und der genässte Filterpapierabschnitt ab der Knickstelle in Millimetern gemessen. Unregelmäßige Befeuchtungsenden werden "integriert".
• Ist der Filterpapierstreifen vor Ablauf der Zeit völlig genässt, so wird er gleich darauf entnommen und die dafür benötigte Zeit gemessen. Das Ergebnis wird gleich notiert.
Beurteilung
• Befeuchtungsstrecke < 6 mm → pathologisch
• Befeuchtungsstrecke < 3 mm → deutlich pathologisch

Tab. 3.3: Testdurchführungsprotokoll des Jones-Testes (Basalsekretionstest).

3.4.2.2. Weitere Volumentests

Es gibt eine Reihe weiterer Tests, die das Volumen der Tränenflüssigkeit messen. So berücksichtigt der **Farbstoffverdünnungstest** von Tseng et al. Tränenproduktion und -abfluss (*Fluorescein clearance test*), beinhaltet jedoch mehrere Messungen über eine halbe Stunde hinweg. Variabilität, Sensitivität und Spezifität sind vergleichbar dem konventionellen Schirmer-Test. Es gibt in der **Evaporimetrie** auch den Ansatz, das verdunstete Tränenvolumen zu messen [1]. Dieser Test ist jedoch recht aufwendig und eher für den wissenschaftlichen Einsatz als für die tägliche Praxis geeignet [25].

3.4.3. Messung der Tränenfilmstabilität

Die ausreichende Tränenfilmstabilität ist Voraussetzung einer gesunden Augenoberfläche und guten Sehens. Beeinträchtigungen können unterschiedlicher Genese sein.

Einige Autoren verstehen unter der Tränenfilmaufreißzeit (TAZ) die Periode vom letzten Lidschlag bis zum Aufreißen des Tränenfilms an *zufällig verteilten* Positionen über der Kornea (☞ Abb. 3.10) [26]. Epitheliopathien, wie beispielsweise eine Map-Dot-Fingerprint Dystrophie, führen immer wieder an der selben Stelle zum Aufreißen des Tränenfilms. Die TAZ solle in diesem Fall als nicht gültig betrachtet werden. Andere Autoren sehen Epithelunregelmäßigkeiten als "legitimen" Grund an, der zum Reißen des Tränenfilms führen kann, so dass auch in diesen Fällen die Tränenfilmaufreißzeit gewertet werden darf [20]. Unseres Erachtens ist diese Unschärfe lediglich ein Definitionsproblem. Reißt der Tränenfilm zufallsverteilt vorschnell auf, so ist die Ursache meist in einer der drei Phasen des präkornealen Films selbst zu suchen, der Tränenfilm ist *primär* betroffen. Ist zum Beispiel eine Epithelunruhe oder eine Lidfehlstellung die Ursache für ein rezidivierendes Aufreißen an immer der gleichen Stelle, so handelt es sich um eine *sekundäre* Störung des Tränenfilms. Fakt bleibt aber, dass der Tränenfilm seine Aufgabe nicht erfüllen kann und Austrocknungserscheinungen die logische Konsequenz sind, auch wenn die Ursache nicht im Tränenfilm selbst zu suchen ist, so dass wir daher die zweite Betrachtungsweise als adäquat betrachten.

Zum exakten Erfassen der Tränenfilmaufreißzeit ist eine Stoppuhr unerlässlich. Bei heller, diffuser Beleuchtung mit offener Spalteinstellung werden die Patienten leicht geblendet. Zur Vermeidung einer Reflexsekretion und Erhöhung der Compliance sollte daher als stetiger Untersuchungsmodus ein systematisches, zügiges "Scannen" der Hornhaut mit einem 2 mm Spalt vorgenommen werden. Zügig deshalb, weil der Tränenfilm auch an einer Stelle aufreißen kann, die man gerade mit den Lichtspalt passiert hat. Die Latenz bis zum Entdecken der Aufrissstelle sollte minimal sein.

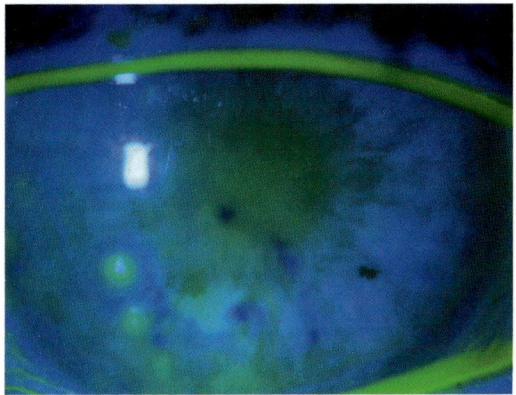

Abb. 3.10: Zufällig verteilte dunkle Tränenfilmaufrisspunkte im fluoreszeingrünen Tränenfilm parazentral unterhalb der Hornhautmitte.

Patienten blinken nach Aufforderung nicht selten etwas fest und verkrampft mit den Augenlidern. So können Tränenfilmunregelmäßigkeiten oder Bläschen provoziert werden, die möglicherweise artifiziell zum sofortigen Aufreißen des Tränenfilms führen können. Bewegungsänderungen durch *bewussten* Lidschlag wurden u.a. von Doane 1980 beschrieben [27]. Daher werden die Patienten nicht aufgefordert, Lidschläge zu tätigen, sondern es werden bei den an der Spaltlampe sitzenden Patienten nach Applikation des Fluoreszeins normale, sanfte Lidschläge abgewartet. Direkt danach werden die Patienten gebeten, die Augen so lange wie möglich offenzuhalten und den Lidschlag zu unterdrücken. Über die Normalstellung forciert geöffnete Lider sowie manuell assistiertes Offenhalten der Augen reduziert die Tränenfilmaufreißzeit auf der Basis einer Verdünnung des Tränenfilms [26]. Daher ist beides nicht erlaubt.

Die Messung der Tränenfilmaufreißzeit wird ohne Lokalanästhetikum durchgeführt. Neben der Tatsache, dass Fluoreszein keine nennenswerten Augenirritationen verursacht, verkürzt der Einsatz eines Lokalanästhetikums die Tränenfilmaufreißzeit unkontrolliert [26, 28]. Eine weitere Fehlerquelle liegt in der Verwendung einer zu hoch konzentrierten Fluoreszeinlösung, die ein Erkennen der Aufrisspunkte erschwert und die TAZ tendenziell zu lang gemessen wird. Kleine, standardisierte Fluoreszeinmengen, z.B. 2 μl, per Micropipette appliziert, sollen die Zuverlässigkeit erhöhen, jedoch ist nicht klar, ob die geringe Menge, die Standardisierung der Menge oder die Kombination ausschlaggebend ist [25, 29, 30]. Tab. 3.4 beinhaltet das Durchführungsprotokoll.

Material
• Fluoreszein 0,15 % Thilo
• Stoppuhr
Voraussetzungen
• Kobaltfilter an der Spaltlampe
• Vergrößerung: 16-fach
• Spaltbreite: 2 mm
• Kleine Fluoreszeinmenge (nur einen Tropfen)
• Keine Oberflächenanästhesie
• Keine anderen ophthalmologischen Untersuchungen unmittelbar vor dem Messen der Tränenfilmaufreißzeit
Durchführung
• Ein Tropfen Fluoreszein wird in die untere Übergangsfalte eingebracht.
• Der Patient verteilt das Fluoreszein durch mehrmaliges Blinzeln automatisch. Normale, sanfte Lidschläge werden abgewartet. Der Patient hält dann nach Aufforderung die Augen aktiv (nicht manuell assistiert) auf und unterdrückt den Lidschlag. Die Lidspalte ist dabei normal weit.
• Der Vorgang wird an der Spaltlampe (Kobaltblaufilter) beobachtet und die Zeit vom letzten Lidschlag bis zum Auftreten der ersten schwarzen Flecken im grün-gelben Fluoreszein mit einer Stoppuhr in Sekunden gemessen.
• Die Messung wird dreimal durchgeführt und der Mittelwert notiert.
Beurteilung
• Tränenfilmaufreißzeit > 10 Sekunden → normal
• Tränenfilmaufreißzeit ≤ 10 Sekunden → pathologisch
• Tränenfilmaufreißzeit ≤ 5 Sekunden → deutlich pathologisch

Tab. 3.4: Testdurchführungsprotokoll zur Messung der Tränenfilmaufreißzeit (TAZ, BUT).

Andere Varianten: Mengher et al. führten eine **nichtinvasive Methode zur Messung der Tränenfilmaufreißzeit (NIBUT)** ein [31, 32]. Man misst den Zeitraum bis zum Beginn des Zerfließens eines auf die gesamte Kornea projizierten Systems aus scheibenförmigen Lichtpunkten bzw. eines rechteckigen Gitters. Seine Gruppe zeigte eine geringe, aber messbare Verminderung der Aufreißzeit durch die zur Durchführung der konventionellen Messmethode applizierten Fluoreszeinlösung [31]. Inzwischen wurden verschiedene Gerätschaften hierzu entwickelt. Weite Verbreitung haben diese Methoden jedoch nicht gefunden, wegen hoher Ergebnisvariabilität zwischen Untersuchern, Quantifizierungsschwierigkeiten oder auch Verfügbarkeit und Kosten der Instrumente [25].

Sowohl für die nichtinvasive Methode nach Mengher et al. als auch für die Fluoreszein verwendende Methode gilt bei der Mehrzahl der Autoren eine Aufreißzeit von 10 Sekunden als pathologisch [26, 32-34], kürzer als 5 Sekunden als deutlich pathologisch [11]. Eine extrem kurze TAZ von 0-2 Sekunden deutet häufig auf eine Störung der Muzinphase hin.

Eine indirekte Messung der Tränenfilmstabilität beruht auf der Tatsache, dass ein aufreißender Tränenfilm zu Aberrationen höherer Ordnung führt und so die bestkorrigierte Sehschärfe, gemessen mit Landolt C Optotypen, mindert. Mittels eines spezialisierten Gerätes (*Continous functional visual acuity measurement system*, FVAM, SSC-350, Nidek, Gamagori, Japan) kann so die Sehschärfe im Zeitverlauf unter Unterdrückung des Lidschlages gemessen werden. So reduzierte sich die Sehschärfe beim Patienten mit Trockenem Auge von 1,25 zu Beginn der Messung auf 0,63 nach ca. 10 Sekunden und auf 0,1 nach 40 Sekunden, während bei Normalpersonen die Sehschärfe nach 60 Sekunden noch 0,8 war [35]. Dies erklärt auch die von Patienten subjektiv wahrgenommenen und als störend empfundenen Sehstörungen bei Alltagstätigkeiten.[25]

Weitgehend für den Gebrauch in spezialisierten Sprechstunden und für wissenschaftliche Anwendung lassen sich **hornhauttopografische Systeme** unter Kalkulation verschiedener Indizes, **Wavefront-Aberrometrie** und **Laserscanning Mikroskopie** zur Messung der Tränenfilmstabilität nutzen. Ein wissenschaftlicher Konsens über deren diagnostische Relevanz steht noch aus. Zur Beurteilung des Tränenfilms wurden auch die **Tränenfilminterferrometrie** (Beurteilung von Präsenz, Dicke, Bewegungsmuster, -richtung und -geschwindigkeit der Lipidphase), die **nicht-invasive Tränenmeniskusbeurteilung**, wobei Meniskushöhe und Radius des Tränenmeniskus, unter anderem abhängig von Kohäsion der Tränenflüssigkeit, Adhäsion an der Augenoberfläche, Größe der Lidspalte und Tränenvolumen, gemessen und beurteilt werden. Auch hierzu bleiben wichtige Fragen bisher ungeklärt [25].

3.4.4. Integrität der Augenoberfläche

Eine beeinträchtigte Augenoberflächen-Integrität kann als globale Schädigung durch ein Trockenes Auge angesehen, visualisiert und quantifiziert werden.

3.4.4.1. Fluoreszeintest

Dieser Test wird am besten unmittelbar nach der vorhergehenden Messung der Tränenfilmaufreißzeit beurteilt, wobei der dabei eingesetzte Fluoreszeintropfen schon die Färbung für diesen Test darstellt.

Eine intakte Augenoberfläche und die Wasserlöslichkeit des Fluoreszeinmoleküls verhindern bei regelrechtem äußeren Auge eine fixierte Anfärbung kornealer Strukturen. Fluoreszein ist jedoch in der Lage sehr kleine Oberflächendefekte des Hornhautepithels sichtbar zu machen, sobald nur wenige aufgebrochene Inter-Zell-Junctions vorliegen [36]. Fluoreszein wandert bei Integritätsstörungen sehr schnell nach intrazellulär, so dass nicht-valide Anfärbungen im Gegensatz zu validen rasch ausgewaschen werden und so einfach zu unterscheiden sind [37, 38]. Auf dieser Grundlage ist eine erhebliche Störung des Tests durch Lokalanästhetika ganz ohne Zweifel gegeben, was auch durch die Studien von Josephson und Caffery gezeigt wurde [39]. Die Fluoreszeinfärbung selbst ist nicht spezifisch für ein Trockenes Auge, wohl aber ihr Verteilungsmuster. Diffuse, punktförmige Hyperfluoreszenzen im Interpalpebralspalt bilden das typische Anfärbemuster bei einem Trockenen Auge. Durchführungsprotokoll in Tab. 3.5.

Material
• Fluoreszein 0,15 % Thilo
Voraussetzungen
• Kobaltfilter an der Spaltlampe
• Kleine Fluoreszeinmenge (nur *einen* Tropfen)
• Keine Oberflächenanästhesie
• Keine anderen ophthalmologischen Untersuchungen unmittelbar vor dem Fluoreszeintest
Durchführung
• Ein Tropfen Fluoreszein wird in die untere Übergangsfalte eingebracht.
• Der Patient verteilt das Fluoreszein durch mehrmaliges Blinzeln.
• Der Vorgang wird an der Spaltlampe (Kobaltblaufilter) beobachtet und man beurteilt die Menge der intensiv gefärbten, verbleibenden Fluoreszeinpunkte im Interpalpebralspalt. Sie treten stärker hervor, nachdem die in der Tränenflüssigkeit gelöste Farbstoffmenge zum größten Teil abgeflossen ist.
• Der Grad der Fluoreszeinfärbung wird im Dokumentationsbogen protokolliert.
Beurteilung
Fluoreszeinfärbung: Grad 0-3, abwesend, gering, mittel, stark

Tab. 3.5: Testdurchführungsprotokoll des Fluoreszeinfärbetestes.

3.4.4.2. Bengalrosatest

Der Test wird mit 1 %-igem Bengalrosa durchgeführt [40]. Der Färbemodus von Bengalrosa unterscheidet sich von dem des Fluoreszeins. Die beiden Farbstoffe sind nicht alternativ zu verwenden, sondern komplementär. So wird nicht, wie beim Fluoreszein, durch eine epitheliale Integritätsstörungen eine Färbung dieser Lücke und des Korneastromas ermöglicht, sondern es werden vermutlich defekte, abgestorbene und keratinisierte Epithelzellen gefärbt. Andere Forschungsergebnisse ergaben jedoch Hinweise, dass die Färbung nicht an die Zelldevitalisierung gebunden ist, sondern eine Anfärbung lebender Zellen durch einen quantitativ und qualitativ intakten Tränenfilm blockiert wird, so dass eine entsprechende Insuffizienz zu einer Anfärbung führt [37, 38]. Arueso et al. zeigten, dass besonders die membranständigen Muzine eine große Bedeutung zur Blockade einer Bengalrosafärbung haben [41]. Sie sind auch Voraussetzung einer funktionierenden Muzinschicht. Auch für den Bengalrosatest gilt, dass die Topographie der Anfärbung im Interpalpebralspalt die Spezifität des Tests wesentlich erhöht [36] und ebenfalls gilt auch hier, dass ein Lokalanästhetikum durch Zellschädigung zu falschen Anfärbungen führen kann, so dass er ohne Oberflächenanästhesie durchgeführt wird, nachdem die Patienten auf ein mäßiges Brennen der Tropfen hingewiesen wurden [42]. Unmittelbar nach der Beurteilung wird dann mit einigen Tropfen physiologischer Kochsalzlösung der Großteil des Farbstoffes entfernt. Ein Tropfen Proparacain überbrückt die Zeitdauer des Augenbrennens. Nach einigen Minuten ist der Farbstoff in der Regel vollständig vom äußeren Auge eliminiert. Besonders in Trockenen Augen zeigt sich jedoch eine teilweise deutlich verlängerte Eliminationszeit. Durchführungsprotokoll in Tab. 3.6.

Material
• Bengalrosa 1 %, "Minims", Firma Smith & Nephew, Romford, England
Voraussetzungen
• Keine Oberflächenanästhesie
• Keine anderen ophthalmologischen Untersuchungen unmittelbar vor dem Bengalrosa-Test
Durchführung
• Ein Tropfen Bengalrosa wird in den unteren Bindehautsack eingebracht.
• Der Patient verteilt den Farbstoff durch mehrmaliges Blinzeln.
• Die Beurteilung erfolgt an der Spaltlampe bei diffuser Beleuchtung.
• Der Färbegrad wird dokumentiert.
Beurteilung
Die Beurteilung erfolgt z.B. nach dem Schema von van Bijsterveld, wonach in den drei Bewertungsfeldern Hornhaut, nasale und temporale Bindehaut je nach Färbegrad 0 bis 3 Punkte vergeben werden.
Die Punktzahlen der einzelnen Bewertungsfelder werden addiert und bilden das Ergebnis. Summen über 3 gelten als pathologisch.
Alternative Bewertungsschemata: NEI/Industrie Workshop oder nach dem Oxfordschema.

Tab. 3.6: Testdurchführungsprotokoll des Bengalsafärbetestes.

Hinsichtlich des Färbemusters fast alternativ verwendbar ist die Vitalfärbung mit **Lissamingrün** (☞ Abb. 3.11), jedoch mit weniger Irritation als mit Bengalrosa. Die Beurteilung sollte in einem Zeitfenster von 1-4 Minuten nach Applikation erfolgen und unter mäßiger Beleuchtung. Lissamingrün färbt keine gesunden Hornhautzellen und beeinträchtigt auch nicht deren Lebensfähigkeit, beides im Gegensatz zu Bengalrosa.

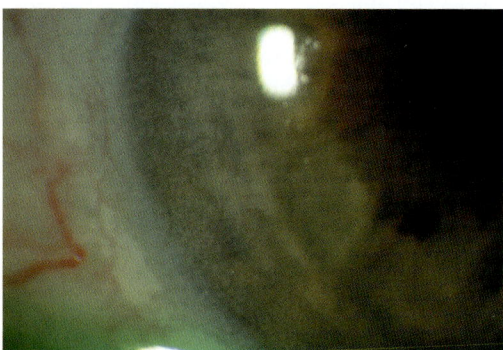

Abb. 3.11: Lissamingrün-Färbung. Gleicher Patient wie in Abb. 3.7. Man erkennt hier die deutliche Anfärbung durch Lissamingrün am Limbus einige Stunden nach steil sitzender kaum beweglicher weicher Kontaktlinse.

Die Beurteilung erfolgt nach van Bijsterveld [43], nach NEI/Industrie Workshop [44] oder nach dem Oxford-Schema [45].

3.4.5. Messung der Tränenflüssigkeits-Osmolarität

Die erhöhte Osmolarität des Tränenfilms wird als einen der wenigen Parameter eines Trockenen Auges gleich welcher Hauptgruppe, durch Hyposekretion bzw. durch vermehrte Abdunstung, angesehen. Die erhöhte Osmolarität wird als eine Hauptursache okulärer Beschwerden, Augenoberflächenalterationen und -entzündung im Rahmen des Trockenen Auges angesehen und gilt als eng an dessen Pathophysiologie gekoppelt. Aus diesem Grund ist die Messung des Parameters wünschenswert. Technisch war die zuverlässige Messung bisher extrem aufwendig. Inzwischen gestattet ein relativ neu entwickeltes Osmometer (TearLab, OcuSense, Los Angeles, USA) in einem minimal invasiven Ansatz, die Osmolarität aus einem Volumen von nur 0,2 µl technisch zuverlässig zu messen. Werte von über 315,6 mOsmol/l gelten als pathologisch [1, 25]. Es hat sich gezeigt, dass die Osmolarität jedoch sehr starken Schwankungen bei mehrfachen Messungen unterliegt, so dass die biologische und (patho-) physiologische Interpretation der technisch stimmigen Werte bisher schwerfällt.

■ Zusammenfassung & Empfehlungen

In der Regel wird der Augenarzt die Diagnose des Sicca-Syndroms aus Anamnese und Spaltlampenuntersuchungsbefund stellen können. Er wird aus der Reihe der möglichen Testverfahren diejenigen auswählen, die ihm im Einzelfall als aussagekräftig zur Bestätigung der Diagnose erscheinen. Es ist nicht sinnvoll, unreflektiert eine "Testbatterie" durchzuführen. Trotz der zum Teil erheblichen Schwankungsbreite der Testergebnisse kann durch wiederholte Messungen und gemeinsame Bewertung mit Anamnese und Spaltlampenbefund das Testergebnis doch oft richtig eingeordnet werden. Vertrautheit mit dem Testverfahren, das Wissen um Fehlerquellen und schlichte Erfahrung in Durchführung und Befundbewertung erhöhen die Zuverlässigkeit der Diagnose. Wegen der ätiologischen und phänomenologischen Vielschichtigkeit des Sicca-Syndroms ist auch mit einer entsprechenden Variabilität der Testergebnisse der hier aufgelisteten und anderer Testverfahren zu rechnen. Immer wieder wird im Schrifttum in großen Untersuchungen mit Testbatterien festgestellt, dass die Korrelation der Testergebnisse der unterschiedlichen Testverfahren sehr gering ist. Das liegt zum Teil daran, dass die Testverfahren verschiedene Phasen und Funktionsstörungen des Tränenfilms messen. An einem Beispiel des entgegengesetzten Verhaltens von Tränenfilmaufreißzeit und Schirmer-I-Test sei dies erläutert: Zu Beginn der Sicca-Symptomatik aufgrund einer Verminderung der Muzinphase wird eine Verkürzung der Tränenfilmaufreißzeit eintreten. Kompensatorisch kann jedoch das Tränenvolumen gesteigert werden, so dass im Schirmer-I-Test eine übermäßige Tränenproduktion zu finden ist. Gelingt es nun, die Muzinphase (z.B. durch Vitamin A Gabe) zu verstärken, so ist eine Verlängerung der Tränenfilmaufreißzeit (Befundbesserung) festzustellen. Die kompensatorisch erhöhte Tränenproduktion kann zurückgenommen werden. Im Schirmer-I-Test wird man eine Herabsetzung der Tränenproduktion messen (scheinbare Verschlechterung). Solche scheinbar widersprüchlichen Beziehungen sind keine Seltenheit und dürfen nicht zu falschen diagnostischen Schlüssen verleiten. Eine reflektierte Kombination einfacher Strategien zusammen mit ärztlicher Erfahrung ist meist effektiver als das Führen diagnostisch technischer "Materialschlachten". Die Diagnostik des Sicca-Syndroms hat mittlerweile eine hohe Sicherheit erreicht. Bei zunehmender Häufigkeit des Krankheitsbildes ist zu hoffen, dass uns auch in therapeutischer Hinsicht adäquate Möglichkeiten zur Verfügung stehen.

3.5. Literatur

1. DEWS: Methodologies to diagnose and monitor dry eye disease: report of the Diagnostic Methodology Subcommittee of the International Dry Eye WorkShop (2007). Ocul Surf 2007, 5(2):108-152.

2. Schirra F, Höh H, Kienecker C, Ruprecht KW: Using LIPCOF (lid-parallel conjunctival fold) for assessing the degree of dry eye, it is essential to observe the exact position of that specific fold. Adv Exp Med Biol 1998, 438:853-858.

3. Höh H, Schirra F, Kienecker C, Ruprecht KW: [Lid-parallel conjunctival folds are a sure diagnostic sign of dry eye]. Ophthalmologe 1995, 92(6):802-808.

4. Höh H, Schirra F, Kienecker C, Ruprecht KW: Lidparallel conjunctival fold (LIPCOF) and dry eye - A diagnostic tool for the contactologist. Contactologia 1995, 17:104-117.

5. Khaireddin R, Schmidt KG: Comparative Investigation of Treatments for Evaporative Dry Eye. Klin Monbl Augenheilkd 2010, 227(2):128-134.

6. Höh H, Schwanengel M: [Regression of lid-parallel conjunctival folds (LIPCOF) on topical treatment with Liposic Eye Gel—a pilot study]. Klin Monbl Augenheilkd 2006, 223(11):918-923.

7. Dausch D, Lee S, Dausch S, Kim JC, Schwert G, Michelson W: [Comparative study of treatment of the dry eye syndrome due to disturbances of the tear film lipid layer with lipid-containing tear substitutes]. Klin Monbl Augenheilkd 2006, 223(12):974-983.

8. Pult H, Purslow C, Berry M, Murphy PJ: Clinical tests for successful contact lens wear: relationship and predictive potential. Optom Vis Sci 2008, 85(10):E924-929.

9. Pult H, Murphy PJ, Purslow C: A novel method to predict the dry eye symptoms in new contact lens wearers. Optom Vis Sci 2009, 86(9):E1042-1050.

10. Berry M, Pult H, Purslow C, Murphy PJ: Mucins and ocular signs in symptomatic and asymptomatic contact lens wear. Optom Vis Sci 2008, 85(10):E930-938.

11. Shimazaki J, Sakata M, Tsubota K: Ocular surface changes and discomfort in patients with meibomian gland dysfunction. Arch Ophthalmol 1995, 113(10):1266-1270.

12. Knop E, Knop N, Brewitt H, Pleyer U, Rieck P, Seitz B, Schirra F: [Meibomian glands : part III. Dysfunction - argument for a discrete disease entity and as an important cause of dry eye]. Ophthalmologe 2009, 106(11):966-979.

13. Knop E, Knop N: [Meibomian glands : part IV. Functional interactions in the pathogenesis of meibomian gland dysfunction (MGD)]. Ophthalmologe 2009, 106(11):980-987.

14. Feldman F, Wood MM: Evaluation of the Schirmer tear test. Can J Ophthalmol 1979, 14(4):257-259.

15. Henderson JW, Prough WA: Influence of age and sex on flow of tears. Arch Ophthal 1950, 43(2):224-231.

16. Shapiro A, Merin S: Schirmer test and break-up time of tear film in normal subjects. Am J Ophthalmol 1979, 88(4):752-757.

17. Wright JC, Meger GE: A review of the Schirmer test for tear production. Arch Ophthalmol 1962, 67:564-565.

18. Clinch TE, Benedetto DA, Felberg NT, Laibson PR: Schirmer's test. A closer look. Arch Ophthalmol 1983, 101(9):1383-1386.

19. Mackie IA, Seal DV: The questionably dry eye. Br J Ophthalmol 1981, 65(1):2-9.

20. Norn MS: Diagnostische Methoden. In: Das trockene Auge in Klinik und Praxis. Edited by Marquart R, Lemp MA. Berlin, Heidelberg, New York, London, Paris, Tokyo, Hong Kong, Barcelona, Budapest: Springer-Verlag; 1991: 133-183.

21. Pandher KS, Mengher LS, Duerden JM, Bron AJ: Effect of meibomian oils on Schirmer tear test. Acta Ophthalmol (Copenh) 1985, 63(6):695-697.

22. Norn MS: Conjunctival sensitivity in pathological cases, with simultaneous measurement of corneal and lid margin sensitivity. Acta Ophthalmol (Copenh) 1975, 53(3):450-457.

23. Bawazeer AM, Hodge WG: One-minute schirmer test with anesthesia. Cornea 2003, 22(4):285-287.

24. Nelson PS: A shorter Schimer tear test. Optom Mon 1982, 73:568-569.

25. Savini G, Prabhawasat P, Kojima T, Grueterich M, Espana E, Goto E: The challenge of dry eye diagnosis. Clin Ophthalmol 2008, 2(1):31-55.

26. Lemp MA, Hamill JR, Jr.: Factors affecting tear film breakup in normal eyes. Arch Ophthalmol 1973, 89(2):103-105.

27. Doane MG: Interactions of eyelids and tears in corneal wetting and the dynamics of the normal human eyeblink. Am J Ophthalmol 1980, 89(4):507-516.

28. Mengher LS, Pandher KS, Bron AJ: Topical anaesthetic and tear film stability. Acta Ophthalmol (Copenh) 1986, 64(1):79-82.

29. Marquart R, Stodtmeister R, Christ T: Modification of tear film break-up time test. In: The precorneal tear film in health, disease, and contact lens wear. Edited by Holly FJ; 1986: 57-63.

30. Foulks GN: Challenges and pitfalls in clinical trials of treatments for dry eye. Ocul Surf 2003, 1(1):20-30.

31. Mengher LS, Bron AJ, Tonge SR, Gilbert DJ: A noninvasive instrument for clinical assessment of the precorneal tear film stability. Curr Eye Res 1985, 4(1):1-7.

32. Mengher LS, Pandher KS, Bron AJ: Non-invasive tear film break-up time: sensitivity and specificity. Acta Ophthalmol (Copenh) 1986, 64(4):441-444.

33. Nelson JD: Diagnosis of keratoconjunctivitis sicca. Int Ophthalmol Clin 1994, 34(1):37-56.

34. Whitcher JP: Clinical diagnosis of the dry eye. Int Ophthalmol Clin 1987, 27(1):7-24.

35. Goto E, Ishida R, Kaido M, Dogru M, Matsumoto Y, Kojima T, Tsubota K: Optical aberrations and visual disturbances associated with dry eye. Ocul Surf 2006, 4(4): 207-213.

36. Tseng SC: Evaluation of the ocular surface in dry-eye conditions. Int Ophthalmol Clin 1994, 34(1):57-69.

37. Feenstra RP, Tseng SC: What is actually stained by rose bengal? Arch Ophthalmol 1992, 110(7):984-993.

38. Feenstra RP, Tseng SC: Comparison of fluorescein and rose bengal staining. Ophthalmology 1992, 99(4): 605-617.

39. Josephson JE, Caffery BE: Corneal staining after instillation of topical anesthetic (SSII). Invest Ophthalmol Vis Sci 1988, 29(7):1096-1099.

40. Norn MS: Rose bengal vital staining. Staining of cornea and conjunctiva by 10 prcent rose bengal, compared with 1 percent. Acta Ophthalmol (Copenh) 1970, 48(3): 546-559.

41. Argueso P, Tisdale A, Spurr-Michaud S, Sumiyoshi M, Gipson IK: Mucin characteristics of human corneal-limbal epithelial cells that exclude the rose bengal anionic dye. Invest Ophthalmol Vis Sci 2006, 47(1):113-119.

42. Baum J: Clinical manifestations of dry eye states. Trans Ophthalmol Soc U K 1985, 104 (Pt 4):415-423.

43. van Bijsterveld OP: Diagnostic tests in the Sicca syndrome. Arch Ophthalmol 1969, 82(1):10-14.

44. Lemp MA: Report of the National Eye Institute/Industry workshop on Clinical Trials in Dry Eyes. CLAO J 1995, 21(4):221-232.

45. Bron AJ, Evans VE, Smith JA: Grading of corneal and conjunctival staining in the context of other dry eye tests. Cornea 2003, 22(7):640-650.

Das Augen-assoziierte lymphatische Gewebe (EALT) und sein Bezug zum Sicca-Syndrom

E. Knop, N. Knop

4. Das Augen-assoziierte lymphatische Gewebe (EALT) und sein Bezug zum Sicca-Syndrom

4.1. Übersicht über das Trockene Auge

4.1.1. Definition und Formen

Das Syndrom des Trockenen Auges (auch als Keratokonjunktivitis sicca oder Sicca-Syndrom bezeichnet) ist eine relativ häufige Veränderung der normalen Homöostase der Augenoberfläche, die eine komplexe Störung der funktionellen Anatomie und Immunologie der Augenoberfläche darstellt [1] und zur Entwicklung von Veränderungen der Augenoberfläche, meist im freiliegenden interpalpebralen Bereich und zur Entwicklung von Symptomen führt. Nach der originalen Definition des amerikanischen *National Eye Institute* (NEI) [2] ist diese entweder durch quantitative Veränderungen (meist verminderte, aber gelegentlich auch vorübergehend reflektorisch vermehrte [3] Menge der Tränen) oder durch qualitative Veränderungen (z.B. einen Mangel der Lipidphase) des Tränenfilms bedingt [1, 4-7]. Später wurde diese Definition um die Bedeutung einer Hyperosmolarität des Tränenfilms [8-11] und das Vorliegen meist subklinischer, aber gelegentlich auch schwerer klinischer Entzündungsphänomene [12-17] erweitert. In fortgeschrittenen Stadien kann eine Abgrenzung zwischen dem Tränendefizit und dem evaporativen Trockenen Auge schwierig werden [18, 19]. Die Entwicklung eines Trockenen Auges wird z.B. auch durch systemische Erkrankungen, Geschlecht und Lebensalter, Hormonstörungen [20, 21] sowie durch psychogene Faktoren [22-24] und Umweltfaktoren wie trockene Raumluft [25-27] oder Bildschirmarbeit [28-30] beeinflusst.

4.1.2. Symptome und Diagnostik

Die Symptome des Trockenen Auges sind, zumindest bei geringerer Ausprägung, oft uncharakteristisch und, abhängig von der zugrunde liegenden Störung, teils auch tageszeitabhängig. Sie äußern sich in Trockenheitsgefühl und einer Reizung der Augenoberfläche oder einem diffusen ´Müdigkeitsgefühl´ der Augen [31], inkonstantem Visus [32] und oft auch einer Kontaktlinsenunverträglichkeit [33-37]. Typischerweise sind die klinischen Parameter der Tränenmenge (Schirmer-Test) und der Tränenfilmstabilität (Tränenfilmaufreißzeit) verändert [4, 5, 19, 38-40]. Durch eine komplexe Analyse verschiedener Parameter lassen sich auch Subtypen gegeneinander abgrenzen, was für die Therapie wichtig sein kann [41]. Im Verlauf der Erkrankung können mechanische und entzündliche Veränderungen der Konjunktiva, des Lidrandes und vor allem der Kornea auftreten.

4.1.3. Epidemiologie

Das Trockene Auge ist eine der häufigsten Störungen der Augenoberfläche an der, abhängig von Altersgruppe, Geschlecht und Schweregrad, ca. 10-30 % der Bevölkerung leiden [42-46]. Es erkranken mehr Frauen als Männer, die Häufigkeit nimmt mit steigendem Alter zu und wird auch von ethnischen Faktoren beeinflusst. Obwohl das Trockene Auge gelegentlich als Befindlichkeitsstörung verkannt wird, stellt es doch eine ernst zu nehmende Erkrankung dar, deren Diagnostik und Therapie in die Hände des Augenarztes gehören [7].

4.1.4. Einfluss des Schleimhautimmunsystems auf das Trockene Auge

In späteren Stadien des Trockenen Auges können entzündliche Veränderungen auftreten, die bei längerem Bestehen progredient sind und sich dann mit konventioneller Therapie durch Tränenersatzmittel nicht mehr zufriedenstellend behandeln lassen. Der Grund dafür liegt in einem zuerst subklinischen und dann klinischen Entzündungsprozess, der durch eine Deregulation des Schleimhautimmunsystems der Augenoberfläche, also lokal vor allem der Konjunktiva, beeinflusst wird.

Wenn dieses eigentlich protektive Schleimhautimmunsystem durch verschiedene Faktoren, die beim Trockenen Auge eine Rolle spielen, dereguliert wird, ergibt sich eine Überreaktion, die durch einen Verlust der normalen Immuntoleranz gekennzeichnet ist und sich dann gegen nicht-pathogene Umweltantigene richtet oder sogar gegen Bestandteile des eigenen Gewebes (Autoimmunreaktion). Diese Vorgänge gehen mit einer immunologisch modulierten Entzündungsreaktion einher und können in schweren Fällen eine lokale immun-suppressive Therapie erfordern.

Die Funktionsweise des Schleimhautimmunsystems der Augenoberfläche sowie seine Funktionsstörungen beim Trockenen Auge werden in diesem Beitrag dargestellt.

4.2. Anatomie der Augenoberfläche und des Schleimhautimmunsystems

4.2.1. Aufbau der Augenoberfläche und des Tränenfilms

Die Augenoberfläche wird, mit Ausnahme der Kornea, von der Bindehaut (Konjunktiva) gebildet, deren Fläche weit größer als die der Kornea ist. Beide bestehen aus einer epithelialen Oberfläche, die physiologisch feucht ist und stellen daher eine Schleimhaut (Mukosa) dar [47].

Um ihre Hauptaufgaben im Sinne einer Befeuchtung der Augenoberfläche und der Stabilisierung des Tränenfilms erfüllen zu können, die der Integrität und Transparenz der Kornea zur Erfüllung ihrer optischen Funktion dienen [48], besitzt auch die Konjunktiva eine feuchte Oberfläche. Dies ist letztlich sehr ähnlich den Verhältnissen auch an anderen Schleimhäuten des Körpers mit dem Unterschied, dass die oberflächliche Flüssigkeitsschicht (Tränenflüssigkeit) der Augenoberfläche aufgrund der notwendigen optischen Funktion, zumindest im präkornealen interpalpebralen Bereich, zu einer homogenen, sehr dünnen Schicht, dem Tränenfilm [49], ausgezogen werden muss; dieses geschieht durch den Lidschlag. Unterhalb der Epithelschicht der Konjunktiva befindet sich ein lockeres Bindegewebe (Lamina propria), das typischerweise Immunzellen enthält (☞ Abb. 4.1), die zusammen mit löslichen Faktoren im Gewebe und im Tränenfilm v.a. der Abwehr eines erhöhten Risikos von Keimbesiedelung an feuchten Oberflächen dienen [50].

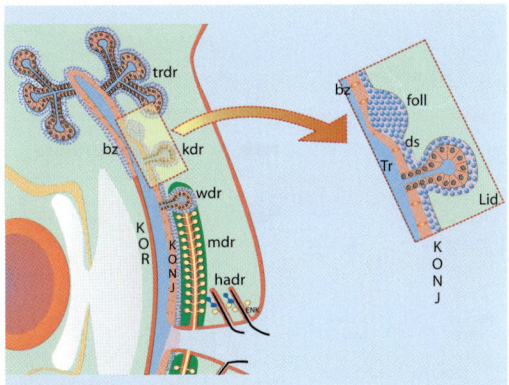

Abb. 4.1: Augenoberfläche und anhängende Drüsen mit den Zellen des mukosalen Immunsystems.
Die Schleimhaut von Kornea (Kor) und Konjunktiva (Konj) bildet einen Sack, in den das wässrige Sekret der Tränendrüse (trdr) und der akzessorischen Tränendrüsen von Krause (kdr) und Wolfring (wdr) einfließt. An den Wimpern befinden sich die Haar-assoziierten Drüsen (hadr) von Zeis u. Moll. Das Sekret der zahlreichen Becherzellen (bz) in der Konjunktiva bildet den Hauptteil der Muzinphase. Die Lipidphase wird vom Öl der Meibomdrüsen (mdr) in den Tarsalplatten der Augenlider gebildet, das auf den hinteren Lidrand abgegeben wird. Die gesamte Schleimhaut der Augenoberfläche mit Ausnahme der Kornea enthält Zellen des mukosalen Immunsystems als diffuse Schicht (ds) und als solitäre Follikel (foll), wie in der Vergrößerung einer markierten Region des Lides mit aufliegender Tränenflüssigkeit (Tr) u. akzessorischer Tränendrüse erkennbar ist.; schematische Zeichnung.

Im Bereich der Lidspalte und besonders auf der Oberfläche der Kornea wird die Tränenflüssigkeit zu einer dünnen Schicht ausgezogen, die eine hohe optische Qualität ermöglicht. Entsprechend sind Inhomogenitäten des Tränenfilms, wie sie z.B. beim emotionalen Tränenüberschuss (Weinen) oder beim Trockenen Auge auftreten, mit einem inkonstanten und reduzierten Visus verbunden.

Dieser präkorneale Tränenfilm [49] besteht, bereits aus frühen Untersuchungen [51] bekannt, aus 3 chemisch unterschiedlich zusammengesetzten Schichten, von denen sich die beiden unteren vermutlich zu gewissen Anteilen vermischen (☞ Abb. 4.2). Die Schichtdicke des gesamten Tränenfilms sowie seiner einzelnen Schichten ist noch nicht zufriedenstellend geklärt [49, 52].

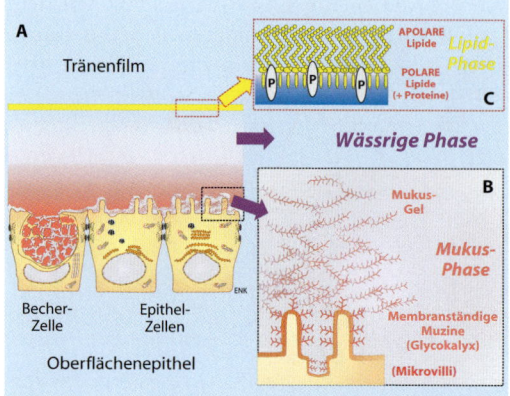

Abb. 4.2: Tränenfilm. Der Tränenfilm besteht im Prinzip aus 3 Phasen, die näherungsweise Schichten bilden (**A**). Die Muzinschicht (**B**) besteht aus der zellständigen Glykokalyx der Epithelzelloberfläche, der die löslichen Muzine aus den Becherzellen aufgelagert sind. Diese vermischen sich mit der darüber liegenden wässrigen Phase, die durch eine dünne oberflächliche Lipidschicht bedeckt wird (**C**). Die Lipidschicht besteht aus einer unteren Schicht von polaren Lipiden und vermutlich Proteinen, die die Adhärenz mit der wässrigen Phase vermitteln, sowie aus einer äußeren Schicht apolarer Lipide (nach [1], mit freundlicher Genehmigung des Springer Verlages).

Der Tränenfilm wird v.a. durch die wässrige Sekretion der Tränendrüse in der Orbita und den akzessorischen Tränendrüsen im Lidbindegewebe hergestellt (☞ Abb. 4.1). In der wässrigen Schicht befindet sich eine bisher unbekannte Zahl von Wirkstoffen, meist Proteine, die von den Tränendrüsen selbst, vom Oberflächenepithel oder von einem Transsudat des Blutserums gebildet werden [38, 39, 53-58]. Diese Proteine regulieren z.B. als Wachstumsfaktoren oder Hormone die Reifung und Integrität der Augenoberfläche, stabilisieren als rheologische Faktoren den Aufbau des Tränenfilms oder haben eine protektive Funktion im Rahmen der Immunabwehr.

Die Adhärenz der wässrigen Tränenphase an das Epithel der Augenoberfläche wird durch eine Schleimschicht gebildet, die aus membranständigen Muzinen (Glykokalyx) in der Zellmembran der konventionellen Epithelzellen von Kornea und Konjunktiva [59] besteht und die Benetzbarkeit des Epithels ermöglicht [60]. Ein weiterer und vermutlich größerer Anteil besteht aus den löslichen Muzinen, die von den Becherzellen der Konjunktiva [61] gebildet werden. Sie sind der Glykokalyx aufgelagert und vermischen sich mit der wässrigen Phase. Diese Schleimschicht ist adhäsiv und außerdem befinden sich daran gebunden auch zahlreiche lösliche Faktoren der Immunabwehr (z.B. Antimikrobielle Peptide (AMP) und spezifisches sekretorisches IgA). Krankheitserreger und mikrobielle Antigene sowie auch Umweltstäube und Zelltrümmer werden so gebunden und unschädlich gemacht [62]. Mit dem regelmäßigen Lidschlag wird die lösliche Muzinschicht erneuert, zusammengeschoben und durch die ableitenden Tränenwege oder als Mukusstrang im nasalen Lidwinkel von der Augenoberfläche entfernt [63].

Die äußere dünne Lipidschicht des Tränenfilms [64] wird im Wesentlichen von den Meibomdrüsen [65, 66] gebildet, obwohl auch die Epithelien der Augenoberfläche vermutlich in gewissem Ausmaß Lipide bilden können [67], und hat v.a. die Aufgabe die Verdunstung der wässrigen Phase zu vermindern [68-72]. Wenn sie in Menge oder Qualität vermindert ist kommt es zu einem evaporativen Tränenmangel durch erhöhte Verdunstung der wässrigen Phase mit Verminderung der Tränenfilmstabilität und konsequent verkürzter Tränenfilmaufreißzeit (TAZ), Oberflächendefekten und Symptomen eines Trockenen Auges. Störungen der Lipidphase durch Funktionsstörungen der Meibomdrüsen werden als ´Meibomian Gland Dysfunction´ (MGD) [73-80] bezeichnet und wurden als häufigster Kofaktor [74, 81] und vermutlich wichtigster Auslöser eines Trockenen Auges erkannt. MGD ist ein wesentlicher Auslöser der sogenannten hinteren Blepharitis und sollte als eigenständiges Krankheitsbild von der entzündlichen vorderen Blepharitis abgegrenzt werden [82]. MGD führt bei längerem Bestehen, durch zu späte Diagnose und Therapie, neben den Störungen des Tränenfilms auch zu einer progredienten degenerativen Zerstörung des Meibomdrüsengewebes mit sekundärer Lipid-Mindersekretion [73, 83-86].

4.2.2. Mukosales Immunsystem der Augenoberfläche

Die Konjunktiva ist verschiedensten Umwelteinflüssen ausgesetzt. Neben physikalisch-chemischen Noxen und Stäuben ist dies auch eine Besiedelung durch Keime, die in unterschiedlichem Maße pathogen werden können [87-89]. Obwohl die Konjunktiva im Vergleich zu anderen Schleimhäuten des Körpers eine sehr direkte Exposition zur Außenwelt zeigt, ist sie durch das protektive mukosale Immunsystem üblicherweise doch erstaunlich resistent gegen Infektionen.

4.2.2.1. Komponenten des mukosalen Immunsystems

▶ Lösliche Immunfaktoren im Tränenfilm und Schleimhautgewebe

Ein Teil des mukosalen Immunsystems besteht aus einem chemischen Abwehrsystem löslicher Proteine, die sich im Gewebe und auch im Tränenfilm befinden (☞ Abb. 4.3) und von Epithelzellen und Immunzellen produziert werden. Enzymatisch oder anderweitig aktive unspezifische antimikrobielle Peptide und Proteine (AMP), wie z.B. Lysozym und Lactoferrin, aber auch erst in den letzten Jahren beschriebene Substanzen, wie z.B. Defensine, TFF etc., werden in der Tränendrüse, aber auch in der Konjunktiva selbst und in den ableitenden Tränenwegen produziert [90-93]. AMP erkennen Mikroben unspezifisch, z.B. anhand ihrer von Körperzellen unterschiedlichen Zelloberfläche. Weiterhin tragen spezifische Immunglobuline, vor allem IgA, die von Plasmazellen gebildet werden, zur Abwehr gegen Antigene, v.a. von Mikroben bei, die bereits vorher in Kontakt mit dem Immunsystem gekommen waren. Es bestand lange die Ansicht, dass allein das IgA aus der Tränendrüse [94, 95] für einen passiven Schutz der Augenoberflächenepithelien sorgt. Inzwischen konnte aber gezeigt werden, dass auch die gesamte Schleimhaut der Konjunktiva [96] und der ableitenden Tränenwege [97] aktiv IgA produziert, das im Gewebe und im Tränenfilm zur Immunabwehr beiträgt [98]. Außerdem gibt es zahlreiche lösliche Botenstoffe (Zytokine und Chemokine), die die Zellen funktionell verbinden [99].

▶ Zelluläres mukosales Immunsystem der Augenoberfläche

In der Schleimhaut der gesamten Augenoberfläche im engeren Sinne und der mukosalen Adnexe (Tränendrüse und ableitende Tränenwege) gibt es neben den löslichen Faktoren der Immunabwehr auch ein zelluläres Immunsystem. Dies wird in einer direkten Aktion gegen Antigene tätig, ist aber auch ein wesentlicher Produzent der löslichen Immunfaktoren. Das zelluläre mukosale Immunsystem besteht aus Lymphozyten und aus akzessorischen Leukozyten (dendritische Zellen, Makrophagen, neutrophile Granulozyten, Mastzellen). Diese sind untereinander und mit den Stromazel-

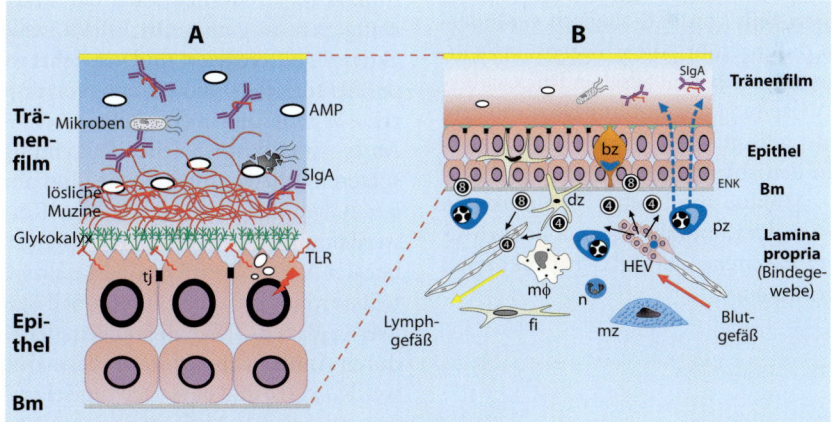

Abb. 4.3: Diffuses mukosales Immunsystem der Augenoberfläche.
(**A**) Das mukosale Immunsystem besteht aus löslichen Faktoren (z.B. unspezifischen antimikrobiellen Peptiden (AMP) u. spezifischen sekretorischen IgA Antikörpern (SIgA), die beide teils an die löslichen Muzine binden, und aus zellständigen Rezeptoren für Mikrobenantigene (z.B. Toll-like Rezeptoren, TLR). Die zelluläre Komponente (**B**) besteht aus Lymphozyten (CD4 o. CD8 positive T-Helferzellen) und Plasmazellen (pz) sowie aus akzessorischen Leukozyten (z.B. dendritische Zellen, dz; Makrophagen, mo; neutrophile Granulozyten, n; Mastzellen, mz), die als diffuse Zellschicht über die gesamte Schleimhautoberfläche verteilt sind. Einzelne Lymphozyten kommen auch zwischen den basalen Epithelzellen vor. Die Leukozyten interagieren mit den Stromazellen (Fibrozyten, fi) und mit den Epithelzellen sowie den Gefäßen. Normale flachendotheliale und spezielle hochendotheliale (HEV) Blutgefäße dienen der Einwanderung und Lymphgefäße der Auswanderung der Zellen.

len des Bindegewebes (Fibrozyten) sowie mit dem Oberflächenepithel durch lösliche Immunmodulatoren verbunden. Zytokine regulieren den Aktivitätsstatus der Zellen und vermitteln z.B. Entzündungsreize an umliegende Zellen, während Chemokine darüber hinaus auch chemotaktisch wirken, also die Wanderung der Zellen, zum Beispiel zum Ort eines Entzündungsreizes hin, regulieren. Dadurch können alle Zelltypen der Schleimhäute zusammenarbeiten und eine effektive Immunabwehr sicherstellen.

Dass in der Konjunktiva Lymphozyten anwesend sind, ist schon länger bekannt [100-103]. Die Frage jedoch, ob hier ein funktionell aktives lymphatisches Gewebe vorliegt, war lange ungenügend untersucht. Ein Problem bestand darin, dass die Prinzipien der mukosalen Immunologie unzureichend erforscht waren und daher Lymphozyten wie auch andere Leukozyten generell als Entzündungszellen verkannt wurden [103]. Ein weiteres Problem bestand darin, dass Plasmazellen, obwohl sie in den Tränendrüsen als physiologischer normaler Bestandteil akzeptiert waren, trotzdem im funktionell und räumlich nahegelegenen Gewebe der Konjunktiva als pathologisch betrachtet wurden [104-106]. Weiterhin wurden die Untersuchungen meist an kleinen Gewebeproben von klinischen Biopsien, teils von pathologisch verändertem Gewebe, durchgeführt, die schwer exakt zu lokalisieren sind und daher zu falschen Rückschlüssen auf die Verteilung der Immunzellen führten. Später wurde gezeigt, dass in der Konjunktiva [107] und in den ableitenden Tränenwegen [97] sogenannte Mukosa-spezifische Lymphozyten sind und dass in der Konjunktiva ein übliches Muster von Lymphozyten und anderen Leukozyten [107, 108] vorkommt.

▶ **Diffuses und organisiertes lymphatisches Gewebe sind durch die Wanderung lymphatischer Zellen miteinander verbunden**

Neben den diffus im Gewebe verteilten Zellen kommen auch Anhäufungen von Lymphozyten vor, die organisierte Lymphfollikel bilden. Organisierte Lymphfollikel aus B-Lymphozyten und die umgebenden T-Zellzonen haben die Funktion, Antigene vom Lumen, also aus dem Tränenfilm, aufzunehmen und dann gezielt Effektorzellen zu bilden, die als Plasmazellen indirekt über die produzierten Immunglobuline und als T-Lymphozyten direkt gegen Antigene tätig werden und wesentliche Komponenten der Immunabwehr darstellen. Lymphfollikel wie auch das diffuse lymphatische Gewebe sind in der tarso-orbitalen Konjunktiva am stärksten ausgeprägt. Sie sind nur bei etwa 2/3 älterer Erwachsener zu finden, in einer Anzahl von ca. 10 Follikeln pro Auge [96]. Bei Kindern dagegen sind sie deutlich häufiger und bei Jugendlichen vor der Pubertät immer zu finden [101]. In ähnlicher Häufigkeit treten Lymphfollikel in den ableitenden Tränenwegen auf [97, 109].

Das diffuse und follikuläre lymphatische Gewebe ist durch die regulierte Wanderung lymphatischer Zellen in Gefäßen miteinander verbunden (☞ Abb. 4.4). So können nach der Erkennung von Antigenen an einem Ort Effektorzellen dagegen aktiviert, differenziert und vermehrt werden. Diese Effektorzellen können dann von dort, durch direkte Wanderung in der Mukosa oder durch einen Abtransport über ableitende Lymphgefäße und späterem Wiedereintritt in die Blutbahn (Rezirkulation lymphatischer Zellen), im Körper verteilt werden und in den diffusen lymphatischen Geweben der Augenoberfläche und anderer Organe verteilt werden [110, 111]. Funktionell ist z.B. nachgewiesen, dass B-Zellen in Follikeln der Konjunktiva durch Antigenexposition zu Plasmazellvorläufern werden [112] und dass nach topischer Applikation von retinalen S-Antigenen eine protektive Toleranz entsteht [113, 114].

4.2. Anatomie der Augenoberfläche und des Schleimhautimmunsystems

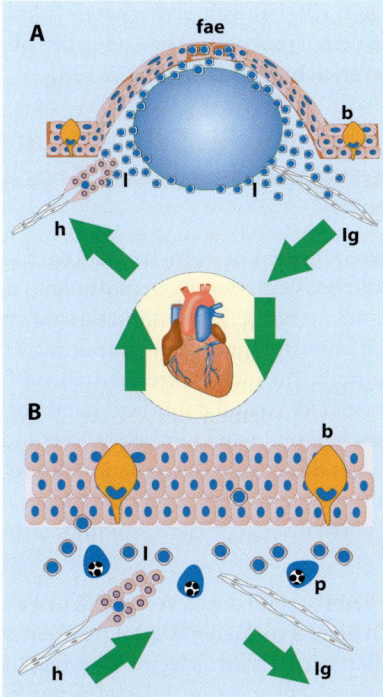

Abb. 4.4: Funktionelle Zusammenarbeit von follikulärem und diffusem lymphatischen Gewebe.
Mukosa-assoziiertes lymphatisches Gewebe kommt in einer follikulär organisierten Form (**A**) mit einem follikelassoziierten Epithel (fae) ohne Becherzellen (b) und einer diffusen Form (**B**) mit Plasmazellen (p), Lymphozyten (l) und anderen Leukozyten (☞ Abb. 4.3) vor. Antigene werden durch spezialisierte M-Zellen im FAE vom Lumen in das Gewebe transportiert und antigenspezifische Lymphozyten werden später zu Effektorzellen dagegen aktiviert. Lymphozyten (l) können durch hochendotheliale Venulen (h) in das Gewebe einwandern und es durch Lymphgefäße (lg) wieder verlassen, um im Körper zu rezirkulieren. Auf diese Weise können Effektorzellen in den peripheren Immunorganen des Körper verteilt werden (stark schematisierte Darstellung) (nach [110], mit freundlicher Genehmigung des Kaden Verlages).

Inzwischen konnte in Untersuchungen [115-117] kompletter menschlicher Gewebe von Körperspendern und von Tiergeweben durch verschiedene Untersuchungstechniken gezeigt werden, dass sowohl in der Konjunktiva [96] wie auch in den ableitenden Tränenwegen [97] ein reguläres mukosales Immunsystem vorliegt. Dieses Gewebe wird, entsprechend der internationalen englischsprachigen Nomenklatur für das Schleimhautimmunsystem [118], in der Konjunktiva als "*Con-junctiva-Asscociated Lymphoid Tissue*" (CALT) [96] und in den ableitenden Tränenwegen als "*Lacrimal Drainage-Associated Lymphoid Tissue*" (LDALT) [97] bezeichnet. CALT und LDALT gehören in den Kontext des mukosalen Immunsystems des Körpers, das als ´Mukosa-assoziiertes lymphatisches Gewebe´ oder im englischen als "*Mukosa-associated lymphoid tissue*" (MALT) bezeichnet wird, und auch in anderen Organen wie dem Darm, den Luftwegen oder dem Urogenitaltrakt vorkommt.

4.2.2.2. Das mukosale Immunsystem der Augenoberfläche bildet ein zusammenhängendes Augen-assoziiertes lymphatisches Gewebe

In weiteren Untersuchungen konnte gezeigt werden, dass das lymphatische Gewebe von Tränendrüse, Konjunktiva und ableitenden Tränenwegen über verschiedene Mechanismen verbunden ist (☞ Abb. 4.5).

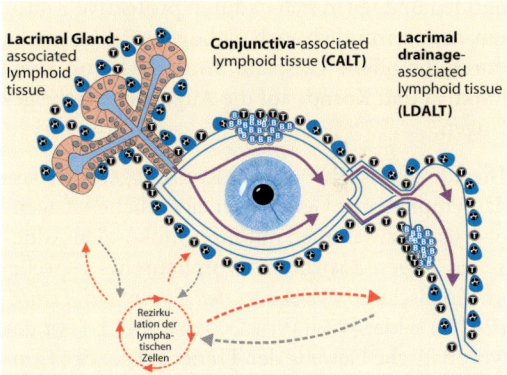

Abb. 4.5: Zusammensetzung des Augen-assoziierten lymphatischen Gewebes (EALT).
Das mukosale Immunsystem der kontinuierlichen Schleimhautoberfläche von Konjunktiva (CALT), ableitenden Tränenwegen (LDALT) und dem anhängenden Drüsen-assoziierten lymphatischen Gewebe der Tränendrüse bildet zusammen ein Augen-assoziiertes lymphatisches Gewebe (engl.: ´Eye-Associated Lymphoid Tissue´ (EALT) als funktionelle Einheit. Die einzelnen Teile sind außer durch die Kontinuität des Gewebes durch den Fluss der Tränen (durchgehende Linien) und die Rezirkulation der lymphatischen Zellen (punktierte Linien) durch spezialisierte Gefäße verbunden (nach [47], mit freundlicher Genehmigung des Karger Verlages).

1. CALT und LDALT sind anatomisch kontinuierlich miteinander und über deren Ausführungsgänge [97] auch mit dem Drüsen-assoziierten lymphatischen Gewebe der Tränendrüse verbunden [96, 119]. Dadurch stellt die eigentliche Augenoberfläche und ihre mukosale Adnexe eine kontinuierliche Schleimhautoberfläche dar.

2. In CALT und LDALT kommen spezifische Gefäße vor, einschließlich sogenannter hochendothelialer Venulen (HEV) [120, 121], die spezifische Moleküle (Homingrezeptoren) [122] auf der Endotheloberfläche besitzen zur Vermittlung der regulierten und vermutlich organspezifischen Einwanderung von Lymphozyten aus den Blutgefäßen in das lymphatische Gewebe [111]. Ähnliche Homingrezeptoren befinden sich auch auf den konventionellen flachendothelialen Gefäßen in der Tränendrüse. Dadurch ist ein Austausch von erzeugten protektiven Effektorzellen, z.B. T-Lymphozyten und Plasmazellen möglich.

3. Die Schleimhautoberflächen von der Tränendrüse über die Konjunktiva bis in die ableitenden Tränenwege sind durch den Fluss der Tränen verbunden und teilen sich dadurch protektive Faktoren, aber vermutlich auch pathogene Faktoren, die durch die offene Lidspalte im Bereich von Konjunktiva und Kornea auf die Augenoberfläche gelangen.

Diese Ergebnisse haben zum Konzept geführt, dass das lymphatische Gewebe der eigentlichen Augenoberfläche zusammen mit ihrer mukosalen Adnexe ein Augen-assoziiertes lymphatisches Gewebe, im Englischen *"Eye-Associated Lymphoid Tissue"* (EALT) bildet [97, 119, 123, 124]. EALT fasst das lymphatische Gewebe der Tränendrüse, der Konjunktiva (CALT) und der ableitenden Tränenwege (LDALT) zusammen. EALT gehört als neu entdeckter Teil des Immunsystems des Körpers in eine Reihe mit den anderen bisher bekannten Teilen des Schleimhautimmunsystems des Körpers, z.B. mit dem ´*gut-associated lymphoid tissue*´ (GALT) im Darm und dem ´*bronchus-associated lymphoid tissue*´ (BALT) der Luftwege. Die Erkenntnis, dass die Augenoberfläche ein reguläres Schleimhautimmunsystem mit üblichen Charakteristika besitzt, hat das Verständnis der normalen Homöostase an der Augenoberfläche, ihrer Immunabwehrmechanismen und auch der Entstehung möglicher immunmodulierter inflammatorischer Störungen, z.B. bei weit verbreiteten Erkrankungen wie dem Trockenen Auge oder der okulären Allergie, erleichtert [1, 16, 17, 125-128].

4.3. Einfluss des Schleimhautimmunsystems auf das Trockene Auge

In späteren Stadien des Trockenen Auges können entzündliche Veränderungen auftreten, die bei längerem Bestehen selbstverstärkend sind und sich dann mit konventioneller Therapie durch Tränenersatzmittel nicht mehr zufriedenstellend behandeln lassen. Der Grund dafür liegt in einem zuerst subklinischen und dann klinischen Entzündungsprozess, der durch eine Deregulation des Schleimhautimmunsystems der Augenoberfläche, also lokal vor allem des CALT der Konjunktiva, bedingt ist.

Wenn dieses System durch verschiedene Faktoren, die auch beim Trockenen Auge eine Rolle spielen, dereguliert wird, ergibt sich eine Überreaktion, die durch einen Verlust der normalen Immuntoleranz gekennzeichnet ist und sich dann gegen nicht-pathogene Umweltantigene richtet oder sogar gegen Bestandteile des eigenen Gewebes (Autoimmunreaktion). Diese Vorgänge gehen mit einer immunologisch modulierten Entzündungsreaktion einher und können in schweren Fällen eine immunsuppressive Therapie erfordern.

4.3.1. Die normale Funktion des EALT ist protektiv

Die normale Funktion des mukosalen Immunsystems der Augenoberfläche (EALT) besteht darin, eine Immuntoleranz gegen die Vielzahl der nicht-pathogenen Antigene herzustellen, die ständig durch die offene Lidspalte auf die Schleimhaut der Konjunktiva und Kornea gelangen. Da diese Antigene zwar fremd für den Körper aber nicht pathogen sind, ist es notwendig eine Abwehrreaktion, die Entzündungsmechanismen enthält, zu vermeiden, um die damit einhergehende Zerstörung der empfindlichen Struktur der Augenoberfläche, vor allem der für die optische Funktion wichtigen Hornhaut, zu verhindern. Dass diese Nicht-Reaktion eine erwünschte und notwendige Maßnahme ist, zeigt sich z.B., wenn bei einer okulären Allergie unnötige und überschießende Entzündungsreaktionen gegen eigentlich unschädliche

Antigene wie Blütenpollen oder Hausstaub ausgelöst werden, die zu erheblichen Symptomen und Schädigungen der Augenoberfläche führen.

Weiterhin dürfen natürlich auch die normalen Gewebebestandteile keine Abwehrreaktionen auslösen. Ein Ausfall dieser Schutzfunktion äußerst sich in Autoimmunreaktionen, wie sie z.B. beim Pemphigoid auftreten, bei dem durch einen Defekt in der Immuntoleranz Autoantikörper gegen die Haftstrukturen (Hemidesmosomen) der Epithelzellen auf ihrer Basalmembranunterlage gebildet werden.

Da andererseits auch eine Vielzahl von gefährlichen Pathogenen auf die Augenoberfläche gelangen kann, ist es natürlich trotzdem notwendig das mukosale Immunsystem ständig alarmbereit zu halten. Daher ist die Balance zwischen einer Immuntoleranz und der Abwehr von Pathogenen durch eine "kurative" Entzündung die Hauptfunktion des mukosalen Immunsystems (☞ Abb. 4.6). Dieses Gleichgewicht wird durch den Modus der Präsentation von Antigenen reguliert.

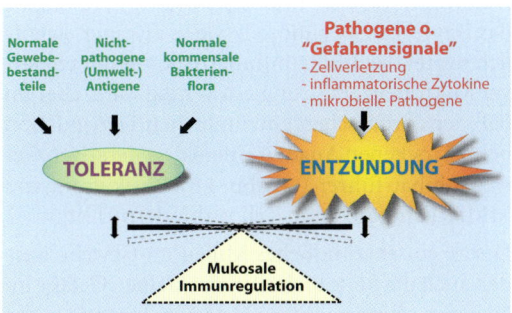

Abb. 4.6: Balance des mukosalen Immunsystems zwischen Toleranz und Immunität.
Die Balance zwischen der Immuntoleranz gegen nicht-pathogene Antigene sowie Autoantigene des eigenen Gewebes und der Auslösung von meist entzündlichen Abwehrreaktionen gegen gefährliche Pathogene ist die wichtigste Funktion des mukosalen Immunsystems. Der Schwerpunkt liegt auf der Erhaltung der Immuntoleranz mit der Vermeidung unnötiger entzündlicher Reaktionen, die das Gewebe schädigen können.

4.3.2. Deregulation des mukosalen Immunsystems durch chronische Oberflächenirritation beim Trockenen Auge kann zum Verlust der Immuntoleranz führen

Beim Trockenen Auge kommt es zu verschiedenen chronischen Irritationen und Verletzungen des Epithels der Augenoberfläche [129, 130]. Diese bestehen z.B. in einer chronischen mechanischen Irritation [131], in einer chemischen Irritation durch Hyperosmolarität [132] oder in Verletzungen der Epitheloberfläche (☞ Abb. 4.7). Hierdurch kommt es zu einer Aktivierung der Epithelzellen. Diese reagieren mit verschiedenen Veränderungen, die mit der normalen immunologischen Homöostase nicht vereinbar sind und die physiologische Immuntoleranz durchbrechen. Dadurch kommt es zu einer Überreaktion des mukosalen Immunsystems der Augenoberfläche (EALT), die einen entzündlichen Gewebeumbau einleitet [17].

Die Epithelzellen erwerben durch die Aktivierung im Rahmen dieser Störungen die Fähigkeit zur Bildung pro-inflammatorischer Zytokine (z.B. Interferon-gamma, IFN-γ; die Interleukine 1, 6, 8, 17; Tumornekrose Faktor alpha, TNF-α) [133, 134], die als Botenstoffe in das Gewebe und in den Tränenfilm abgegeben werden und weitere Zellen im Umfeld aktivieren. Außerdem zeigen sie an ihrer Zelloberfläche ein Molekül zur Antigenpräsentation (MHC-II) sowie Moleküle zur Kostimulation (z.B. *intercellular adhesion molecule* 1, ICAM-1; CD40; CD40L) [135, 136], die als Gefahrensignale wirken, die Präsentation der Antigene beeinflussen und eine effektive, typischerweise entzündliche Aktivierung von Lymphozyten [137] des ortsständigen mukosalen Immunsystems bewirken [125]. Die Epithelzellen gewinnen dadurch die Eigenschaft einer abnormalen Präsentation von Antigenen.

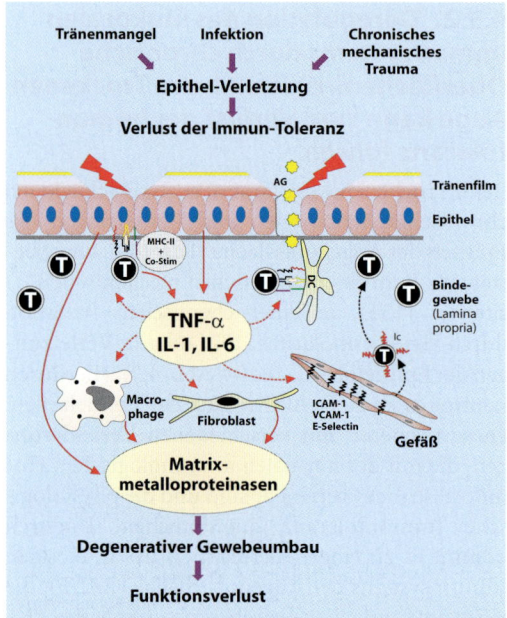

Abb. 4.7: Mechanismus der entzündlichen Deregulation.
Tränenmangel bei Trockenem Auge, chronische mechanische Irritationen oder Infektionen führen zu Verletzungen und Defekten des Oberflächenepithels und können durch Epithelaktivierung zum Verlust der Immuntoleranz führen. Es kommt zum Aufbau eines entzündlichen Zytokinmilieus (z.B. mit den inflammatorischen Zytokinen TNFα, IL-1, IL-6 etc.) als zentralem Mechanismus. Durch Zytokinstimulierung können nicht nur die professionellen antigenpräsentierenden dendritischen Zellen (DC) aktiviert werden, sondern auch die Epithelzellen erwerben über die Ausbildung des Antigenpräsentationsmoleküls MHC Klasse II (MHC-II) auf ihrer Oberfläche die Fähigkeit zur Antigenpräsentation. Dies kann zu einer abnormalen Präsentation von nicht-pathogenen und auch körpereigenen Antigenen in einem entzündlichen Kontext durch Epithelzellen und dendritische Zellen (DC) führen. Weiterhin kommt es zur Bildung und Aktivierung von Matrixmetalloproteinasen durch die Zellen des Epithels sowie durch Leukozyten und stromale Zellen im lockeren Bindegewebe (Lamina propria) der Konjunktiva. Matrixmetalloproteinasen zerstören das Gewebe und tragen wesentlich zu einem degenerativen Gewebeumbau und Funktionsverlust bei. Inflammatorische Zytokine aktivieren auch die Endothelzellen der Gefäße mit Ausbildung von Adhäsionsmolekülen, die die weitere Einwanderung von Leukozyten in das Gewebe begünstigen und somit die Entzündungsausbreitung fördern.

Verletzungen des Epithels erlauben einen unkontrollierten Eintritt von externen luminalen Antigenen, und Zellzerstörungen bewirken auch die Freisetzung von internen Zellbestandteilen (Autoantigene) mit einer Gefahr der Erzeugung von Autoimmunreaktionen gegen eigene Gewebebestandteile der Augenoberfläche. Tatsächlich ist gezeigt worden, dass in experimentellen Tiermodellen des Trockenen Auges autoreaktive T-Zellen vorkommen [137]. In diesem entzündlichen Kontext entstehen durch die Präsentation von Antigenen bevorzugt T-Helfer (Th) Lymphozyten der inflammatorischen Subtypen Th-1 und Th-17 [137, 138], die weitere inflammatorische Zytokine bilden und so zur Verstärkung eines entzündlichen Mikromilieus im Gewebe und im Tränenfilm beitragen. Bei einer okulären Allergie werden auch B-Zellen gegen nicht-pathogene Antigene aus der Umwelt, die in das Gewebe eingetreten sind, aktiviert und bilden dann die bekannten IgE-Antikörper.

Makrophagen und Fibrozyten des Bindegewebes und auch die Epithelzellen bilden in einem inflammatorischen Gewebemilieu verstärkt Enzyme (wie z.B. Matrixmetalloproteinasen, MMP) [130]), die das Bindegewebe auflösen, wie es zu einer eigentlich protektiven Entzündungsreaktion mit effektiver Mikrobenzerstörung notwendig wäre, aber im Fall der chronischen entzündlichen Deregulation beim Trockenen Auge zu einem degenerativen Gewebeumbau führen (☞ Abb. 4.8). Blockierung von MMPs kann dies zum Teil verhindern [139].

Durch ein entzündliches Milieu im Gewebe werden auch die Endothelzellen der kleinen Gefäße im lockeren Bindegewebe (Lamina propria) der Schleimhaut aktiviert und zur Bildung von Adhäsionsmolekülen angeregt (z.B. interzelluläres Adhäsionsmolekül 1, ICAM-1; vaskuläres Adhäsionsmolekül 1, VCAM-1, E-Selektin) [135]. Diese erlauben eine verstärkte Bindung und massive Einwanderung von weiteren Leukozyten aus dem Gefäßlumen in das Gewebe und können so die inflammatorische Reaktion verstärken und zum histologischen Bild einer Entzündung führen [140].

4.3. Einfluss des Schleimhautimmunsystems auf das Trockene Auge

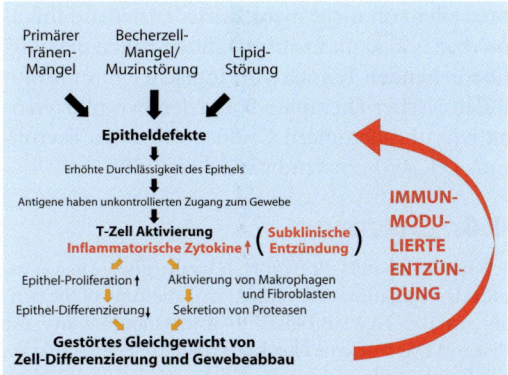

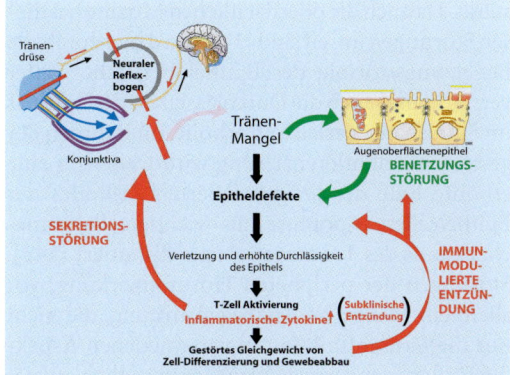

Abb. 4.8: Verschiedene Störungen des Tränenfilms beim Trockenen Auge lösen eine chronische Entzündung mit degenerativem Gewebeumbau aus.
Die beschriebenen Mechanismen (☞ Abb. 4.7) führen zuerst zu einer subklinischen Entzündung. Diese unterhält ein gestörtes Gleichgewicht von Zelldifferenzierung und Gewebeabbau und führt in der Folge zur weiteren Degeneration des Epithels. Dies stellt einen selbstverstärkenden Mechanismus der immunmodulierten Entzündung dar, der als Circulus vitiosus zur Progredienz des Trockenen Auges führen kann (nach [1], mit freundlicher Genehmigung des Springer Verlages).

4.3.3. Der Verlust der Immuntoleranz führt zu einer chronisch progredienten immunmodulierten Entzündung mit Zerstörung der Augenoberfläche

Durch ein entzündliches Mikromilieu entstehen verschiedene Circuli vitiosi, die als selbstverstärkende Mechanismen die Störung der Augenoberfläche fördern und zu einer progredienten Entzündung der Augenoberfläche führen können (☞ Abb. 4.9) [1, 16, 17, 138] [125].

a

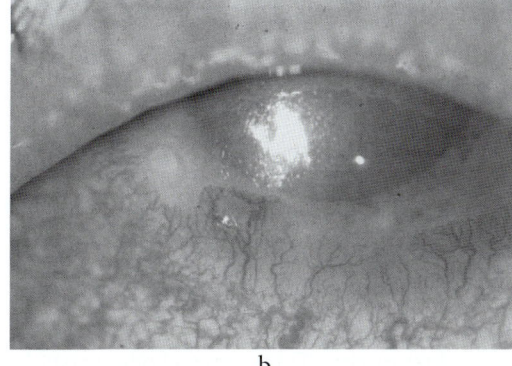

b

Abb. 4.9: Selbstverstärkende Circuli vitiosi der immunmodulierten Augenoberflächen-Entzündung können zu einem schweren Trockenen Auge führen.
Die immunmodulierte Augenoberflächenerkrankung beim schweren entzündlichen Trockenen Auge enthält verschiedene selbstverstärkende immunmodulierte Circuli vitiosi, wie einen degenerativen Umbau der Augenoberfläche mit Zerstörung der normalen Epithelmorphologie, Plattenepithelmetaplasie und Benetzungsstörung der Oberfläche und eine entzündungsbedingte Sekretionsstörung der Tränendrüse mit sekundärem Tränenmangel. Bei ungenügenden kompensatorischen Faktoren oder unzureichender Therapie können diese zum Vollbild (b) eines schwer entzündeten Trockenen Auges führen (Schema (a) nach [1] sowie Foto (b) aus [127], mit freundlicher Genehmigung des Springer Verlages).

Die Epithelzellen werden durch den Einfluss des inflammatorischen Zytokinmilieus zu verstärkter Proliferation angeregt, während ihre Reifung vermindert ist, was zum Bild einer Plattenepithelmetaplasie mit Verminderung der Becherzellen führt [141] und so den degenerativen Gewebeumbau durch die Matrixmetalloproteinasen weiter verstärkt. Da auch die oberflächlichen Muzine bei diesen Störungen unreif sind [142] wird hierdurch die Benetzungsstörung der Epitheloberfläche weiter verstärkt und auch die Durchlässigkeit des Epithels im Sinne einer Verletzung erhöht. Im Rahmen der gestörten Zelldifferenzierung wird weiterhin eine erhöhte Rate des programmierten Zelltodes der Epithelzellen (Apoptose) als wichtiger Pathomechanismus des Trockenen Auges diskutiert [143]. Störungen der peripheren Hormonwirkung, vor allem ein Mangel an Androgenwirkung, die nicht nur die Drüsenfunktion in verschiedenen Aspekten fördert, sondern auch anti-entzündlich auf die Drüsen und die Augenoberfläche wirkt [20, 76, 144], sind ein weiterer negativer Einflussfaktor. Dies ist einer der Gründe die dazu beitragen, dass allgemein die Prävalenz des Trockenen Auges bei Frauen und im Allgemeinen im Alter erhöht ist [44, 145].

Es gibt weiterhin Hinweise darauf, dass Oberflächenverletzungen mit einem entzündlichen Zytokinmilieu zu einer Innervationsstörung der Augenoberfläche führen, was die Generierung und Fortleitung sekretorischer Impulse zu den Tränendrüsen, die vermutlich einen Regelkreis bilden (*lacrimo-functional unit*), hemmt. Dies führt zu einem sekretorischen Tränenmangel oder verstärkt diesen [146-148]. Durch eine verminderte Tränenproduktion oder durch eine vermehrte Evaporation bei der relativ häufigen Dysfunktion der Meibomdrüsen wird beim Trockenen Auge die Tränenmenge an der Augenoberfläche vermindert und dadurch auch ihr Austausch (*tear clearance*) reduziert, was in einer vermehrten Akkumulation entzündlicher Wirkstoffe in der relativ verminderten Tränenflüssigkeit resultiert [149].

Wenn diese Circuli vitiosi nicht rechtzeitig und in geeigneter Weise unterbrochen werden, z.B. durch Verbesserung der Umgebungsbedingungen am Arbeitsplatz (Klimaanlage, Zugluft, Bildschirmarbeit mit reduzierter Lidschlagfrequenz), durch eine ausreichende Substitution der wässrigen oder der fettigen Tränenphase oder durch die Therapie einer relativ weit verbreiteten Dysfunktion der Meibomdrüsen durch physikalische Maßnahmen (wie regelmäßige Lidrandhygiene und feuchte Wärmeanwendung [82]), kann auf die beschriebene Weise eine schwere immunmodulierte Entzündung der Augenoberfläche entstehen (☞ Abb. 4.9). Diese ist dann mit konventionellen Maßnahmen allein oft nicht mehr zufriedenstellend therapierbar und kann in ausgewählten Fällen den vorübergehenden Einsatz von topischer immunmodulatorischer Therapie z.B. mit den Lymphozytenaktivierungshemmern Cyclosporin oder Tacrolimus (FK506) notwendig machen [150].

4.4. Literatur

1. Knop E, Knop N, Brewitt H. [Dry eye disease as a complex dysregulation of the functional anatomy of the ocular surface. New impulses to understanding dry eye disease] Das trockene Auge als komplexe Fehlregulation der funktionellen Anatomie der Augenoberfläche. Neue Impulse zum Verständnis des trockenen Auges. Ophthalmologe 2003;100:917-928

2. Lemp MA. Report of the National Eye Institute/Industry workshop on Clinical Trials in Dry Eyes. CLAO J 1995;21:221-232

3. Schargus M, Geerling G. Das feuchte trockene Auge. Der Ophthalmologe 2009;106:235-241

4. Rüfer F, Brewitt H. Das Trockene Auge. Klin Monatsbl Augenheilkd 2004;R51-R70

5. Stolze HH. Diagnostik des Trockenen Auges in der Praxis. In:Brewitt H, Zierhut M, eds. Trockenes Auge. Heidelberg: Kaden Verlag, 2001:63-79

6. Brewitt H. Das "trockene Auge". Z Allg Med 1997;73: 729-735

7. Brewitt H, Höh H, Kaercher T, Stolze HH. Das "Trockene Auge" - Diagnostik und Therapie. Empfehlungen der Arbeitsgruppe Trockenes Auge im BVA. Z prakt Augenheilkd 1997;18:371-379

8. Luo L, Li DQ, Pflugfelder SC. Hyperosmolarity-induced apoptosis in human corneal epithelial cells is mediated by cytochrome c and MAPK pathways. Cornea 2007;26:452-460

9. Li DQ, Chen Z, Song XJ, Luo L, Pflugfelder SC. Stimulation of Matrix Metalloproteinases by Hyperosmolarity via a JNK Pathway in Human Corneal Epithelial Cells. Invest Ophthalmol Vis Sci 2004;45:4302-4311

10. Rolando M, Baldi F, Zingirian M. The effect of hyperosmolarity on tear mucus ferning. Fortschr Ophthalmol 1986;83:644-646

11. Gilbard JP, Farris RL. Tear osmolarity and ocular surface disease in keratoconjunctivitis sicca. Arch Ophthalmol 1979;97:1642-1646

12. Knop N, Knop E. Immune modulated inflammation of the ocular surface - A change of paradigm in the understanding of dry eye disease. Spektrum der Augenheilkunde 2004;18:164

13. Stern ME, Pflugfelder SC. Inflammation in dry eye. Ocul Surf 2004;2:124-130

14. Dana MR, Hamrah P. Role of immunity and inflammation in corneal and ocular surface disease associated with dry eye. Adv Exp Med Biol 2002;506:729-738

15. Dursun D, Wang M, Monroy D, Li DQ, Lokeshwar BL, Stern M, Pflugfelder SC. Experimentally induced dry eye produces ocular surface inflammation and epithelial disease. Adv Exp Med Biol 2002;506:647-655

16. McDermott AM, Perez V, Huang AJ, Pflugfelder SC, Stern ME, Baudouin C, Beuerman RW, Burns AR, Calder VL, Calonge M, Chodosh J, Coster DJ, Dana R, Hazlett LD, Jones DB, Kim SK, Knop E, Li DQ, Mitchell BM, Niederkorn JY, Pearlman E, Wilhelmus KR, Kurie E. Pathways of corneal and ocular surface inflammation: a perspective from the Cullen symposium. Ocul Surf 2005;3:S131-S138

17. Knop E, Knop N. Influence of the Eye-associated Lymphoid Tissue (EALT) on Inflammatory Ocular Surface Disease. The Ocular Surface 2005;3:S180-S186

18. Bron AJ, Yokoi N, Gafney E, Tiffany JM. Predicted phenotypes of dry eye: proposed consequences of its natural history. Ocul Surf 2009;7:78-92

19. Brewitt H, Kaercher T, Rüfer F. [Dry eye and blepharitis] Trockenes Auge und Blepharitis. Klin Monatsbl Augenheilkd 2008;225:R15-R36

20. Sullivan DA. Tearful relationships? Sex, hormones, the lacrimal gland, and aqueous-deficient dry eye. Ocul Surf 2004;2 :92-123

21. Sullivan DA, Yamagami H, Liu M, Steagall RJ, Schirra F, Suzuki T, Krenzer KL, Cermak JM, Sullivan RM, Richards SM, Schaumberg DA, Dana MR, Sullivan BD. Sex steroids, the meibomian gland and evaporative dry eye. Adv Exp Med Biol 2002;506:389-399

22. Erb C. Psychosomatische Betrachtung der Keratokonjunktivits sicca. In:Brewitt H, Zierhut M, eds. Trockenes Auge. Heidelberg: Kaden Verlag, 2001:97-101

23. Nepp J, Tsubota K, Goto E, Schauersberger J, Schild G, Jandrasits K, Abela C, Wedrich A. The effect of acupuncture on the temperature of the ocular surface in conjunctivitis sicca measured by non-contact thermography: preliminary results. Adv Exp Med Biol 2002;506: 723-726

24. Nepp J, Wedrich A, Akramian J, Derbolav A, Mudrich C, Ries E, Schauersberger J. Dry eye treatment with acupuncture. A prospective, randomized, double-masked study. Adv Exp Med Biol 1998;438:1011-6.: 1011-1016

25. Uchiyama E, Aronowicz JD, Butovich IA, McCulley JP. Increased evaporative rates in laboratory testing conditions simulating airplane cabin relative humidity: an important factor for dry eye syndrome. Eye Contact Lens 2007;33:174-176

26. Barabino S, Shen L, Chen L, Rashid S, Rolando M, Dana MR. The controlled-environment chamber: a new mouse model of dry eye. Invest Ophthalmol Vis Sci 2005;46:2766-2771

27. Ousler GW, III, Abelson MB, Nally LA, Welch D, Casavant JS. Evaluation of the time to natural compensation in normal and dry eye subject populations during exposure to a controlled adverse environment. Adv Exp Med Biol 2002;506:1057-1063

28. Tsubota K, Nakamori K. Dry eyes and video display terminals [letter]. N Engl J Med 1993;328 :584

29. Franck C. Fatty layer of the precorneal film in the 'office eye syndrome'. Acta Ophthalmol Copenh 1991; 69:737-743

30. Hanne W, Brewitt H. Veränderungen von Sehfunktionen durch Arbeit am Datensichtgerät [Changes in visual function caused by work at a data display terminal]. Ophthalmologe 1994;91:107-112

31. Toda I, Fujishima H, Tsubota K. Ocular fatigue is the major symptom of dry eye. Acta Ophthalmol Copenh 1993;71:347-352

32. Goto E, Ishida R, Kaido M, Dogru M, Matsumoto Y, Kojima T, Tsubota K. Optical aberrations and visual disturbances associated with dry eye. Ocul Surf 2006;4: 207-213

33. Lemp MA. Contact lenses and associated anterior segment disorders: dry eye, blepharitis, and allergy. Ophthalmol Clin North Am 2003;16:463-469

34. Begley CG, Caffery B, Nichols KK, Chalmers R. Responses of contact lens wearers to a dry eye survey. Optom Vis Sci 2000;77:40-46

35. Farris RL. Contact lenses and the dry eye. Int Ophthalmol Clin 1994;34:129-136

36. Roth HW. Dry Eye in Wearers of Contact Lenses [Zur Problematik des Trockenen Auges beim Kontaktlinsenträger]. In:Lemp M, Marquardt R, eds. The Dry Eye. A Comprehensive Guide / Das trockene Auge in Klinik und Praxis. Springer Verlag: Berlin, Heidelberg, 1991:221-242

37. Farris RL. Contact lens wear in the management of the dry eye. Int Ophthalmol Clin 1987;27:54-60

38. Bron AJ. Diagnosis of dry eye. Surv Ophthalmol 2001; 45 Suppl 2:S221-6.:S221-S226

39. Bron AJ. The Doyne Lecture. Reflections on the tears. Eye 1997;11 (Pt 5):583-602

40. Bron AJ. Non-Sjogren dry eye: pathogenesis diagnosis and animal models. Adv Exp Med Biol 1994;350:471-488

41. Tomlinson A, Thai LC, Doane MG, McFadyen A. Reliability of measurements of tear physiology. Adv Exp Med Biol 2002;506:1097-1105

42. Ruprecht KW, Schirra F. Epidemiologie des Trockenen Auges. In:Brewitt H, Zierhut M, eds. Trockenes Auge. Heidelberg: Kaden Verlag, 2001:57-60

43. Brewitt H. Das Trockene Auge. Was war ? Was ist? Was wird? Z prakt Augenheilkd 2000;21:52-58

44. Schaumberg DA, Sullivan DA, Dana MR. Epidemiology of dry eye syndrome. Adv Exp Med Biol 2002;506: 989-998

45. Caffery BE, Richter D, Simpson T, Fonn D, Doughty M, Gordon K. CANDEES. The Canadian Dry Eye Epidemiology Study. Adv Exp Med Biol 1998;438:805-6.:805-806

46. Lemp MA. Epidemiology and classification of dry eye. Adv Exp Med Biol 1998;438:791-803

47. Knop E, Knop N. Anatomy and Immunology of the Ocular Surface. In:Niederkorn JY, Kaplan H J, eds. Immune Response and the Eye. Karger, Basel, 2007:36-49

48. Dilly PN. Contribution of the epithelium to the stability of the tear film. Trans Ophthalmol Soc U K 1985;104: 381-389

49. Tiffany JM. The normal tear film. Dev Ophthalmol 2008;41:1-20.:1-20

50. Sack RA, Nunes I, Beaton A, Morris C. Host-defense mechanism of the ocular surfaces. Biosci Rep 2001;21: 463-480

51. Wolff E. The mucocutaneous junction of the lid margin and the distribution of the tear fluid. Trans Ophthalmol Soc UK 1946;66:291-308

52. King-Smith PE, Fink BA, Hill RM, Koelling KW, Tiffany JM. The thickness of the tear film. Curr Eye Res 2004;29:357-368

53. Knop E, Knop N. New Techniques in Lacrimal Gland Research. The magic juice and how to drill for it. Opthalmic Res 2008;40:2-4

54. Jacob JT, Ham B. Compositional Profiling and Biomarker Identification of the Tear Film. Ocul Surf 2008;6: 175-185

55. Sack RA, Conradi L, Krumholz D, Beaton A, Sathe S, Morris C. Membrane Array Characterization of 80 Chemokines, Cytokines, and Growth Factors in Open- and Closed-Eye Tears: Angiogenin and Other Defense System Constituents. Invest Ophthalmol Vis Sci 2005;46: 1228-1238

56. Inada K, Baba H, Okamura R. Studies of human tear proteins: 4. Analysis by crossed immunoelectrophoresis of tears in various diseases. Jpn J Ophthalmol 1985;29: 212-221

57. McGill J, Liakos G, Seal D, Goulding N, Jacobs D. Tear film changes in health and dry eye conditions. Trans Ophthalmol Soc U K 1983;103:313-317

58. Haggerty CM, Larke JR. Human tear protein fractions during waking hours. Ophthalmic Physiol Opt 1982;2:187-191

59. Argueso P, Gipson IK. Epithelial mucins of the ocular surface: structure, biosynthesis and function. Exp Eye Res 2001;73:281-289

60. Holly FJ, Lemp M. Wettability and wetting of corneal epithelium. Exp Eye Res 1971;11:239-250

61. Greiner JV, Henriquez AS, Covington HI, Weidman TA, Allansmith MR. Goblet cells of the human conjunctiva. Arch Ophthalmol 1981;99:2190-2197

62. Gipson IK, Hori Y, Argueso P. Character of ocular surface mucins and their alteration in dry eye disease. Ocul Surf 2004;2:131-148

63. Adams A. Conjunctival surface mucus. In: Holly FJ (Ed), Proc 1 Int Tear Film Symposium, Lubbock, Texas, 1985;304-310

64. Bron AJ, Tiffany JM, Gouveia SM, Yokoi N, Voon LW. Functional aspects of the tear film lipid layer. Exp Eye Res 2004;78:347-360

65. Knop E, Knop N. Anatomical and Developmental Background of the Meibomian Gland. In:Tiffany JM, ed. Proceedings of the Meibom 2000 Workshop, Boca Raton, Fl in The Meibomian Glands and their Secretion. 2000:

66. Knop N, Knop E. [Meibomian glands. Part I: Anatomy, embryology and histology of the Meibomian glands] Meibom-Drüsen Teil I: Anatomie, Embryologie und Histologie der Meibom-Drüsen. Ophthalmologe 2009;106:872-883

67. Butovich IA. On the Lipid Composition of Human Meibum and Tears: Comparative Analysis of Nonpolar Lipids. Invest Ophthalmol Vis Sci 2008;49:3779-3789

68. King-Smith PEP, Nichols JJO, Nichols KKO, Fink BAO, Braun RJP. Contributions of Evaporation and Other Mechanisms to Tear Film Thinning and Break-Up. Optometry & Vision Science 2008;85:623-630

69. McCulley JP, Uchiyama E, Aronowicz JD, Butovich IA. Impact of evaporation on aqueous tear loss. Trans Am Ophthalmol Soc 2006;104:121-8.:121-128

70. Mathers WD, Lane JA. Meibomian gland lipids, evaporation, and tear film stability. Adv Exp Med Biol 1998; 438:349-360

71. Mishima S, Maurice D. The Oily Layer of the Tear Film and Evaporation from the Corneal Surface. Exp Eye Res 1961;1:39-45

72. Knop E, Knop N. [Meibomian glands. Part II: Physiology, characteristics, distribution and function of meibomian oil] Meibom-Drüsen Teil II: Physiologie, Eigenschaften, Verteilung und Funktion des Meibom-Öls. Ophthalmologe 2009;106:884-892

73. Korb DR, Henriquez AS. Meibomian gland dysfunction and contact lens intolerance. J Am Optom Assoc 1980;51:243-251

74. Shimazaki J, Sakata M, Tsubota K. Ocular surface changes and discomfort in patients with meibomian gland dysfunction. Arch Ophthalmol 1995;113:1266-1270

75. Foulks GN, Bron AJ. Meibomian gland dysfunction: a clinical scheme for description, diagnosis, classification, and grading. Ocul Surf 2003;1:107-126

76. Sullivan DA, Sullivan BD, Evans JE, Schirra F, Yamagami H, Liu M, Richards SM, Suzuki T, Schaumberg DA, Sullivan RM, Dana MR. Androgen deficiency, Meibomian gland dysfunction, and evaporative dry eye. Ann N Y Acad Sci 2002;966:211-222

77. Driver PJ, Lemp MA. Meibomian gland dysfunction. Surv Ophthalmol 1996;40:343-367

78. Mathers WD, Shields WJ, Sachdev MS, Petroll WM, Jester JV. Meibomian gland dysfunction in chronic blepharitis. Cornea 1991;10:277-285

79. Hom MM, Martinson JR, Knapp LL, Paugh JR. Prevalence of Meibomian gland dysfunction. Optom Vis Sci 1990;67:710-712

80. Ong BL, Larke JR. Meibomian gland dysfunction: some clinical, biochemical and physical observations. Ophthalmic Physiol Opt 1990;10:144-148

81. Heiligenhaus A, Koch JM, Kemper D, Kruse FE, Waubke TN. [Therapy in Tear Film Deficiencies] Therapie von Benetzungsstörungen. Klin Monatsbl Augenheilkd 1994;204:162-168

82. Knop E, Knop N, Brewitt H, Pleyer U, Rieck P, Seitz B, Schirra F. [Meibomian Glands. Part III. Meibomian gland dysfunction (MGD) - plaidoyer for a discrete disease entity and as an important cause of dry eye] Meibomdrüsen. Teil III. Meibomdrüsen Dysfunktionen (MGD) - Plädoyer für ein eigenständiges Krankheitsbild und wichtige Ursache für das Trockene Auge. Ophthalmologe 2009;106:966-979

83. Knop E, Knop N. [Meibomian glands. Part IV: Functional interactions in the pathogenesis of meibomian gland Dysfunction (MGD)] Meibom-Drüsen Teil IV: Funktionelle Interaktionen in der Pathogenese der Dysfunktion (MGD). Ophthalmologe 2009;106:980-987

84. Gutgesell VJ, Stern GA, Hood CI. Histopathology of meibomian gland dysfunction. Am J Ophthalmol 1982;94:383-387

85. Obata H. Anatomy and histopathology of human Meibomian gland. Cornea 2002;21 (Suppl. 2):S70-S74

86. Arita R, Itoh K, Inoue K, Amano S. Noncontact infrared meibography to document age-related changes of the meibomian glands in a normal population. Ophthalmology 2008;115:911-915

87. Juppner H, Bialasiewicz AA, Hesch RD. Autoantibodies to parathyroid hormone receptor. Lancet 1978;2: 1222-1224

88. Bialasiewicz AA, Jahn GJ. [Ocular findings in Chlamydia psittaci-induced keratoconjunctivitis in the human]. Fortschr Ophthalmol 1986;83:629-631

89. Allansmith MR. Defense of the ocular surface. Int Ophthalmol Clin 1979;19:93-109

90. Huang LC, Jean D, Proske RJ, Reins RY, McDermott AM. Ocular surface expression and in vitro activity of antimicrobial peptides. Curr Eye Res 2007;32:595-609

91. McDermott AM. Defensins and other antimicrobial peptides at the ocular surface. Ocul Surf 2004;2:229-247

92. Paulsen FP, Pufe T, Schaudig U, Held-Feindt J, Lehmann J, Thale AB, Tillmann BN. Protection of human efferent tear ducts by antimicrobial peptides. Adv Exp Med Biol 2002;506:547-553

93. McIntosh RS, Cade JE, Al Abed M, Shanmuganathan V, Gupta R, Bhan A, Tighe PJ, DUA HS. The Spectrum of Antimicrobial Peptide Expression at the Ocular Surface. Invest Ophthalmol Vis Sci 2005;46:1379-1385

94. Allansmith MR, Radl J, Haaijman JJ, Mestecky J. Molecular forms of tear IgA and distribution of IgA subclasses in human lacrimal glands [published erratum appears in J Allergy Clin Immunol 1986 Jan;77(1 Pt 1):58]. J Allergy Clin Immunol 1985;76:569-576

95. Sullivan DA, Allansmith MR. Source of IgA in tears of rats. Immunology 1984;53:791-799

96. Knop N, Knop E. Conjunctiva-Associated Lymphoid Tissue in the Human Eye. Invest Ophthalmol Vis Sci 2000;41:1270-1279

97. Knop E, Knop N. Lacrimal drainage associated lymphoid tissue (LDALT): A part of the human mucosal immune system. Invest Ophthalmol Vis Sci 2001;566-574

98. Knop E, Knop N, Claus P. Local Production of Secretory IgA in the Eye-Associated Lymphoid Tissue (EALT) of the Normal Human Ocular Surface. Investigative Ophthalmology & Visual Science 2008;49:2322-2329

99. Dana MR, Qian Y, Hamrah P. Twenty-five-year panorama of corneal immunology: emerging concepts in the immunopathogenesis of microbial keratitis, peripheral ulcerative keratitis, and corneal transplant rejection. Cornea 2000;19:625-643

100. Virchow H. Mikroskopische Anatomie der äusseren Augenhaut und des Lidapparates. In:Saemisch T, ed. Graefe-Saemisch Handbuch der gesamten Augenheilkunde, Band 1, 1. Abteilung, Kapitel II. Leibzig: Verlag W. Engelmann, 1910:431

101. Osterlind G. An investigation into the presence of lymphatic tissue in the human conjunctiva, and its biolo-

gical and clinical importance. Acta Ophthalmol Copenh 1944;Suppl. 23:1-79

102. Kessing SV. Mucous gland system of the conjunctiva. A quantitative normal anatomical study. Acta Ophthalmol Copenh 1968;Suppl 95:1-133

103. Allansmith MR, Greiner JV, Baird RS. Number of inflammatory cells in the normal conjunctiva. Am J Ophthalmol 1978;86:250-259

104. Allansmith MR, Kajiyama G, Abelson MB, Simon MA. Plasma cell content of main and accessory lacrimal glands and conjunctiva. Am J Ophthalmol 1976;82:819-826

105. Wieczorek R, Jakobiec FA, Sacks EH, Knowles DM. The immunoarchitecture of the normal human lacrimal gland. Relevancy for understanding pathologic conditions. Ophthalmology 1988;95:100-109

106. Sacks EH, Wieczorek R, Jakobiec FA, Knowles DM. Lymphocytic subpopulations in the normal human conjunctiva. A monoclonal antibody study. Ophthalmology 1986;93:1276-1283

107. Dua HS, Gomes JA, Donoso LA, Laibson PR. The ocular surface as part of the mucosal immune system: conjunctival mucosa-specific lymphocytes in ocular surface pathology. Eye 1995;9:261-267

108. Hingorani M, Metz D, Lightman SL. Characterisation of the normal conjunctival leukocyte population. Exp Eye Res 1997;64:905-912

109. Paulsen FP, Paulsen JI, Thale AB, Schaudig U, Tillmann BN. Organized mucosa-associated lymphoid tissue in human naso-lacrimal ducts. Adv Exp Med Biol 2002;506:873-876

110. Knop E, Knop N. Mucosa-assoziiertes lymphatisches Gewebe der Konjunktiva. In:Brewitt H, Zierhut M, eds. Trockenes Auge. Heidelberg: Kaden Verlag, 2001: 23-32

111. Knop E, Knop N. Lymphocyte Homing in the Mucosal Immune System to the Eye-Associated Lymphoid Tissue (EALT). In:Zierhut M, Sullivan D A, Stern M E, eds. Immunology of the Ocular Surface and Tearfilm. Amsterdam: Swets & Zeitlinger, 2004:35-72

112. Franklin RM, Remus LE. Conjunctival-associated lymphoid tissue: evidence for a role in the secretory immune system. Invest Ophthalmol Vis Sci 1984;25:181-187

113. Dua HS, Donoso LA, Laibson PR. Conjunctival instillation of retinal antigens induces tolerance. Ocular Immunology and Inflammation 1994;2:29-36

114. Gormley PD, Powell-Richards AO, Azuara-Blanco A, Donoso LA, Dua HS. Lymphocyte subsets in conjunctival mucosa-associated-lymphoid-tissue after exposure to retinal-S-antigen. Int Ophthalmol 1998;22:77-80

115. Knop E, Knop N. Conjunctiva-associated lymphoid tissue (CALT) in the human eye – Morphometric analysis of lymphoid follicles. Ophthalmic Research 1999;31: 63

116. Knop N, Knop E. The MALT tissue of the ocular surface is continued inside the lacrimal sac in the rabbit and human. Invest Ophthalmol Vis Sci 1997;38:S126

117. Knop N, Knop E. Mucosa-assoziiertes lymphatisches Gewebe in Konjunktiva und nasolacrimalem System des Kaninchens. Der Ophthalmologe (Suppl 1) 1996;93:62

118. Brandtzaeg P, Pabst R. Let's go mucosal: communication on slippery ground. Trends in Immunology 2004; 25:570-577

119. Knop E, Knop N. [Eye-associated lymphoid tissue (EALT) is continuously spread throughout the ocular surface from the lacrimal gland to the lacrimal drainage system] Augen-assoziiertes lymphatisches Gewebe (EALT) durchzieht die Augenoberfläche kontinuierlich von der Tränendrüse bis in die ableitenden Tränenwege. Der Ophthalmologe 2003;100:929-942

120. Knop E, Knop N. Fine Structure of high endothelial venules in the human conjunctiva. Ophthalmic Res 1998;30:169

121. Knop E, Knop N. High endothelial venules are a normal component of lymphoid tissue in the human conjunctiva and lacrimal sac. Invest Ophthalmol Vis Sci 1998;39:S 548

122. Haynes RJ, Tighe PJ, Scott RA, Dua HS. Human Conjunctiva Contains High Endothelial Venules That Express Lymphocyte Homing Receptors. Experimental Eye Research 1999;69:397-403

123. Knop E, Knop N. A functional unit for ocular surface immune defense formed by the lacrimal gland, conjunctiva and lacrimal drainage system. Adv Exp Med Biol 2002;506:835-844

124. Knop E. Konzept eines Augen-assoziierten lymphatischen Gewebes als funktionelle Einheit zur Immunabwehr der Augenoberfläche. Habilitationsschrift, Medizinische Hochschule Hannover, 2001

125. Knop E, Knop N. Conjunctiva immune surveillance. In:Dartt DA, Edelhauser H F, eds. Encyclopedia of the Eye. Oxford: Elsevier, 2010

126. Knop E, Knop N. The role of Eye-Associated Lymphoid Tissue in Corneal Immune Protection. J Anat 2005; 206:271-285

127. Knop E, Knop N, Pleyer U. Clinical Aspects of MALT. In:Pleyer U, Mondino B, eds. Uveitis and Immunological Disorders. Berlin: Springer Verlag, 2004:67-89

128. Knop E, Knop N. Eye associated lymphoid tissue (EALT) and the ocular surface. Proceedings of the 5th

International Symposium on Ocular Pharmacology and Therapy. Bologna, Italy: Medimond, 2004:91-98

129. Pflugfelder SC, De Paiva CS, Tong L, Luo L, Stern ME, Li DQ. Stress-activated protein kinase signaling pathways in dry eye and ocular surface disease. Ocul Surf 2005; 3:S154-S157

130. Luo L, Li DQ, Doshi A, Farley W, Corrales RM, Pflugfelder SC. Experimental dry eye stimulates production of inflammatory cytokines and MMP-9 and activates MAPK signaling pathways on the ocular surface. Invest Ophthalmol Vis Sci 2004;45:4293-4301

131. Pflugfelder SC. Tear fluid influence on the ocular surface. Adv Exp Med Biol 1998;438:611-617

132. Luo L, Li DQ, Corrales RM, Pflugfelder SC. Hyperosmolar saline is a proinflammatory stress on the mouse ocular surface. Eye Contact Lens 2005;31:186-193

133. Solomon A, Dursun D, Liu Z, Xie Y, Macri A, Pflugfelder SC. Pro- and anti-inflammatory forms of interleukin-1 in the tear fluid and conjunctiva of patients with dry-eye disease. Invest Ophthalmol Vis Sci 2001;42:2283-2292

134. Barton K, Nava A, Monroy DC, Pflugfelder SC. Cytokines and tear function in ocular surface disease. Adv Exp Med Biol 1998;438:461-469

135. Gao J, Morgan G, Tieu D, Schwalb TA, Luo JY, Wheeler LA, Stern ME. ICAM-1 expression predisposes ocular tissues to immune-based inflammation in dry eye patients and Sjogrens syndrome-like MRL/lpr mice. Exp Eye Res 2004;78:823-835

136. Brignole F, Pisella PJ, Goldschild M, De Saint JM, Goguel A, Baudouin C. Flow cytometric analysis of inflammatory markers in conjunctival epithelial cells of patients with dry eyes. Invest Ophthalmol Vis Sci 2000; 41:1356-1363

137. Niederkorn JY, Stern ME, Pflugfelder SC, De Paiva CS, Corrales RM, Gao J, Siemasko K. Desiccating stress induces T cell-mediated Sjogren's Syndrome-like lacrimal keratoconjunctivitis. J Immunol 2006;176:3950-3957

138. Yoon KC, De Paiva CS, Qi H, Chen Z, Farley WJ, Li DQ, Pflugfelder SC. Expression of Th-1 chemokines and chemokine receptors on the ocular surface of C57BL/6 mice: effects of desiccating stress. Invest Ophthalmol Vis Sci 2007; 48:2561-2569

139. Pflugfelder SC, Farley W, Luo L, Chen LZ, de Paiva CS, Olmos LC, Li DQ, Fini ME. Matrix Metalloproteinase-9 Knockout Confers Resistance to Corneal Epithelial Barrier Disruption in Experimental Dry Eye. Am J Pathol 2005;166:61-71

140. Stern ME, Gao J, Schwalb TA, Ngo M, Tieu DD, Chan CC, Reis BL, Whitcup SM, Thompson D, Smith JA. Conjunctival T-cell subpopulations in Sjogren's and non-Sjogren's patients with dry eye. Invest Ophthalmol Vis Sci 2002;43:2609-2614

141. De Paiva CS, Villarreal AL, Corrales RM, Rahman HT, Chang VY, Farley WJ, Stern ME, Niederkorn JY, Li DQ, Pflugfelder SC. Dry eye-induced conjunctival epithelial squamous metaplasia is modulated by interferon-gamma. Invest Ophthalmol Vis Sci 2007;48:2553-2560

142. Pflugfelder SC, Liu Z, Monroy D, Li DQ, Carvajal ME, Price-Schiavi SA, Idris N, Solomon A, Perez A, Carraway KL. Detection of sialomucin complex (MUC4) in human ocular surface epithelium and tear fluid. Invest Ophthalmol Vis Sci 2000;41:1316-1326

143. Yeh S, Song XJ, Farley W, Li DQ, Stern ME, Pflugfelder SC. Apoptosis of ocular surface cells in experimentally induced dry eye. Invest Ophthalmol Vis Sci 2003;44:124-129

144. Krenzer KL, Dana MR, Ullman MD, Cermak JM, Tolls DB, Evans JE, Sullivan DA. Effect of androgen deficiency on the human meibomian gland and ocular surface. J Clin Endocrinol Metab 2000;85:4874-4882

145. Schaumberg DA, Sullivan DA, Buring JE, Dana MR. Prevalence of dry eye syndrome among US women. Am J Ophthalmol 2003;136:318-326

146. Stern ME, Beuerman RW, Fox RI, Gao J, Mircheff AK, Pflugfelder SC. The pathology of dry eye: the interaction between the ocular surface and lacrimal glands. Cornea 1998;17:584-589

147. Stern ME, Gao J, Siemasko KF, Beuerman RW, Pflugfelder SC. The role of the lacrimal functional unit in the pathophysiology of dry eye. Exp Eye Res 2004;78:409-416

148. Bourcier T, Acosta MC, Borderie V, Borras F, Gallar J, Bury T, Laroche L, Belmonte C. Decreased corneal sensitivity in patients with dry eye. Invest Ophthalmol Vis Sci 2005;46:2341-2345

149. Pflugfelder SC, Solomon A, Dursun D, Li DQ. Dry eye and delayed tear clearance: "a call to arms". Adv Exp Med Biol 2002;506:739-743

150. Pflugfelder SC. Anti-inflammatory therapy of dry eye. Ocul Surf 2003;1:31-36

Die Bedeutung von Autoimmunprozessen beim Sicca-Syndrom und Glaukom

F. Grus, N. Pfeiffer, N. von Thun und Hohenstein-Blaul, S. Slysz

5. Die Bedeutung von Autoimmunprozessen beim Sicca-Syndrom und Glaukom

5.1. Einleitung

Bei den Glaukomerkrankungen handelt es sich um eine heterogene Gruppe neurodegenerativer Erkrankungen und eine der häufigsten Ursachen für irreversible Erblindung weltweit [1]. Sie werden charakterisiert durch einen langsamen, aber progredienten Verlust von retinalen Ganglienzellen und deren Axonen und somit einer Schädigung des Sehnervs. Dies führt zu morphologischen Veränderungen der Sehnervenpapille und einem fortschreitenden Gesichtsfeldverlust bis zur Erblindung.

Die Pathogenese, also der Grund für das Sterben der retinalen Ganglienzellen, ist noch immer nicht ausreichend geklärt. Ein erhöhter intraokularer Druck (IOD) wurde lange als Ursache für die Erkrankung angesehen, kann sie aber nur zum Teil erklären. So gibt es viele Glaukompatienten, die nie einen erhöhten intraokulären Druck zeigen (Normaldruckglaukom), sowie Patienten mit okulärer Hypertension, die zeitlebens nie ein Glaukom entwickeln. Deshalb gilt der erhöhte intraokulare Druck heute nur noch als Hauptrisikofaktor für die Entstehung und Progression des Glaukoms. Daneben werden auch andere Faktoren als Krankheitsursache diskutiert, darunter oxidativer Stress [2], zytotoxische Eigenschaften von Glutamat [3], Störungen des Fettstoffwechsels, vaskuläre oder genetische Faktoren [4].

5.2. Autoimmune Prozesse beim Glaukom

In den letzten Jahren rückte immer mehr die mögliche Beteiligung immunologischer Mechanismen an der Glaukompathogenese in den Fokus der Forschung (zusammengefasst in [5] und [6]). So wurden als einer der ersten Hinweise erhöhte Antikörper-Titer im Blut von Patienten mit Normaldruckglaukom gegen Hitzeschockproteine (HSP60, Stressproteine) gefunden. Weiterhin konnten erhöhte Autoantikörper-Titer gegen kleinere Hitzeschockproteine (Alpha-Crystalline und HSP27) nachgewiesen werden [7-9].

Weitere Untersuchungen zeigten, dass diese Antikörper auch einen Effekt auf isolierte Retinae in Kultur haben. So führt die Applikation des Antikörpers gegen HSP27 zu einer Apoptose von Neuronen und anderen Zellen in der Retina. Gleichzeitig konnte eine erhöhte Expression von HSP27 und HSP60 in den Retinae von humanen Spenderaugen beobachtet werden [9, 10]. Weitere Studien konnten nachweisen, dass verschiedene andere Serum-Antikörper gegen okuläre Antigene in Glaukompatienten erhöht sind, darunter z.B. Gamma-Enolase, Glutathion-S-Transferase, Tumornekrosefaktor-alpha, Glukosaminoglykane und gamma-Synukleine [7, 11-14].

Der limitierende Faktor in all diesen Studien war jedoch, dass sie nach vorher genau definierten, einzelnen Antikörperreaktivitäten suchten und dabei auch grundsätzlich nur nach **erhöhten** Reaktivitäten innerhalb der Studienpopulation gesucht hatten.

Unsere Arbeitsgruppe hat dagegen Studien durchgeführt, in denen komplexe Gemische von verschiedensten okulären Antigenen, die vorher aus Retinae oder Sehnerven isoliert worden waren, eingesetzt wurden und diese komplexen Antikörperprofile simultan erfasst werden konnten. Diese Studien beruhten auf Western-Blot-Techniken kombiniert mit multivariaten Statistiken oder auch der Bindung der Antikörper im Serum der Patienten an magnetische Nanopartikel und anschließender Analyse der gebundenen Antigene in hochauflösenden Massenspektrometern. Ein quantitativer Vergleich wurde möglich durch den Einsatz von Methoden der Mustererkennung wie multivariater Statistik und artifiziellen neuronalen Netzwerken [15-19].

Im Gegensatz zu den vorangegangenen Studien anderer Arbeitsgruppen konnten wir in allen unseren Studien neben erhöhten Immunreaktivitäten, die die bereits bekannten Reaktivitäten einschließen, immer auch starke Erniedrigungen von Immunreaktivitäten bei allen bislang untersuchten Glaukomgruppen im Vergleich zu Gesunden zeigen (zusammengefasst in [5] und [20]) (☞ Abb. 5.1).

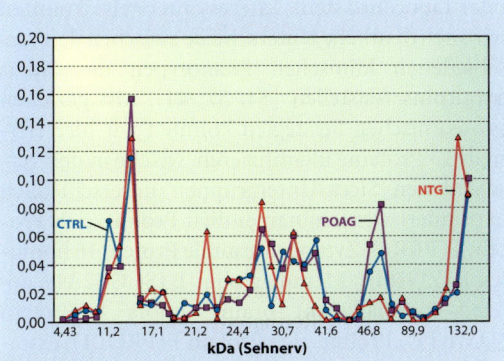

Abb. 5.1: Antikörperprofile gegen Antigene aus dem optischen Nerv in zwei Glaukomgruppen (primäres Offenwinkelglaukom (POWG) und Normaldruckglaukom (NTG)) im Vergleich zu gesunden Kontrollpatienten (CTRL) und Patienten mit okulärer Hypertension (OHT). Die x-Achse zeigt das Molekulargewicht in Kilodalton (kDa) und die y-Achse die Immunglobulin G (IgG)-Antikörperreaktivität (U). Komplexe IgG-Antikörperprofile konnten in allen untersuchten Gruppen gefunden werden. Die Antikörperprofile der Glaukomgruppen unterscheiden sich signifikant von der gesunden Kontrollgruppe (mod. nach [63]).

Zur Analyse der Verteilungen der Autoantikörper gegen okuläre Gewebe auch zwischen unterschiedlichen Studienpopulationen und aus unterschiedlichen geographischen Regionen haben wir in Folgestudien Populationen aus Glaukompatienten (Normaldruckglaukom und primäres Offenwinkelglaukom) aus Deutschland (Mainz) und den USA (St. Louis) verglichen. Wir konnten hier extrem große Übereinstimmungen zwischen diesen Verteilungen der Antikörper gegen okuläre Gewebe nachweisen [21] (☞ Abb. 5.2). Diese Übereinstimmung bezieht sich hierbei explizit nicht nur auf die gemeinsamen Erhöhungen von Autoantikörper-Reaktionen zwischen den Studienpopulationen, sondern in weiten Bereichen auch auf deren Abnahme.

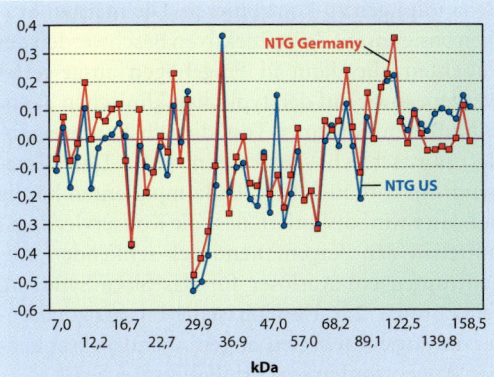

Abb. 5.2: Vergleichbare Antikörperreaktivitäten in Studiengruppen aus den USA und Deutschland. Molekulargewicht in Kilodalton (kDa) (x-Achse) aufgetragen gegen die Differenz der Intensität der Antigen-Antikörper-Reaktion (y-Achse) von Patienten mit Normaldruckglaukom (NTG) aus den USA und Deutschland im Vergleich zur Kontrollgruppe (CTRL, rote Linie) (mod. nach [21]).

Weiterhin konnten in diesen Studien weitere Antigene als wichtig für die Glaukomerkrankung identifiziert werden. So konnte unsere Arbeitsgruppe zeigen, dass es hier Gemeinsamkeiten z.B. mit M. Alzheimer gibt, bei dem das alpha-Fodrin als beteiligtes Antigen auch eine Rolle spielen soll [21]. Das alpha-Fodrin ist ein neuronales Zytoskelett-Protein und wird in frühen Stadien von apoptotischen Prozessen enzymatisch gespalten, z.B. durch Caspase-3.

Neben Veränderungen der (Auto-)Antikörpermuster ist auch das Proteom der Retina von großem diagnostischem und therapeutischem Interesse. In neuesten Untersuchungen konnten wir Glaukom-bedingte proteomische Veränderungen in humanen Retinae nachweisen [22].

5.3. Sicca-Syndrom: Analyse von Tränenflüssigkeit

Das Sicca-Syndrom, auch Keratoconjunctivitis sicca oder Trockenes Auge genannt, ist eine Erkrankung der Augenoberfläche und ein sehr häufiges Krankheitsbild in der Augenheilkunde [23]. Auch wenn in den letzten Jahren die Kenntnis über die Pathogenese der Erkrankung stark gestiegen ist, so scheitern die Entwicklung von neuen, kausalen Therapeutika und viele klinische Studien in diesem Bereich daran, dass es keine objektiven Kriterien gibt, um den Erfolg oder Misserfolg solcher

Behandlungen zu kontrollieren. Die meisten Studien basieren auf den subjektiven Beschwerden der Patienten, die dann in Fragebögen ausgewertet werden, sowie auf den typischen klinischen Tests, wie z.B. dem Schirmer-Test, die selbst untereinander nur schlecht korrelieren [24]. Das Sicca-Syndrom tritt auch bei Glaukompatienten häufig auf. Hier wird diskutiert, dass die Konservierungsmittel in den Augeninnendruck-senkenden Augentropfen ein Auslöser für das Sicca-Syndrom sein können [25]. Deshalb ist der Einsatz von konservierungsmittelfreien augeninnendrucksenkenden Augentropfen sehr erfolgsversprechend.

Bei der Untersuchung von Augenoberflächenerkrankungen spielt die Untersuchung des Tränenfilmes eine wegweisende Rolle für das Verständnis der Pathogenese. Daher gewinnt die biochemische Untersuchung der Tränenflüssigkeit immer mehr an Bedeutung, nicht nur bei der Untersuchung von Erkrankungen der Augenoberfläche, sondern auch bei der Suche nach Biomarkern systemischer Erkrankungen wie Diabetes mellitus, der Thyroid-assoziierten Orbitopathie oder Krebserkrankungen (zusammengefasst in [26]).

In zahlreichen Studien konnte gezeigt werden, dass die Muster der Proteinexpressionen in der Tränenflüssigkeit bei Patienten mit Sicca-Syndrom im Vergleich zu Gesunden verändert sind [27-34], und bis heute haben zahlreiche Forschungsgruppen, einschließlich unseres Labors, das diagnostische Potential von Protein-Biomarkern für die klinische Anwendung überprüft [31, 35-37]. Bisher konnten wir potentielle Protein-Biomarker mittels proteomischer Analysemethoden identifizieren, darunter eine Zunahme des Proteins S100A8 sowie eine Abnahme der Proteine Proline-rich Protein 4 (PRR4), Lysozyme C, Proline-richprotein 3, Lipocalin-1, Lactoferrin und α-1-Antitrypsin bei Patienten mit Sicca-Syndrom [36, 38-40] sowie verschiedene pro-inflammatorische Zytokine [41]. In einer erst kürzlich veröffentlichten Studie konnten wir zeigen, dass zahlreiche metabolische Prozesse, insbesondere inflammatorische und immunologische Prozesse, verstärkt beim Sicca-Syndrom aktiv sind [34]. Die erhöhte Regulierung von Proteinen, die mit einer Entzündung einhergehen, könnte beim Trockenen Auge eine protektive Funktion haben, welche in Verbindung mit verringerten Mengen an anti-mikrobischen Proteinen in der Tränenflüssigkeit, wie dem Lysozym, Lactoferrin oder Lipocalin, steht. Interessanterweise konnten wir auch deutliche Unterschiede zwischen den verschiedenen klinischen Phänotypen des Sicca-Syndroms feststellen [34, 37, 41]. Mit gezielten proteomischen Strategien konnten wir hier erstmals 13 Proteine identifizieren, welche in den verschiedenen Sicca-Untergruppen unterschiedlich exprimiert werden, namentlich Proline-rich Protein 4 (PRR4), Zymogen granule Protein 16 homolog B (ZG16B), Mammaglobin-B (SCGB2A1), deleted in malignant brain tumors 1 Protein (DMBT1), Proline-rich Protein 1 (PROL1), extrazelluläres Glycoprotein Lacritin (LACRT), Aldehyde dehydrogenase dimeric NADP-preferring (ALDH3A1), Alpha-enolase (ENO1), Serotransferrin (TF), S100-A8 Protein (S100A8), Protein S100-A9 (S100A9), Phosphatidylethanolamine-binding protein 1 (PEBP1) und alpha-1-acid Glycoprotein 1 (ORM1) [34].

Die proteomische Analyse spiegelt dabei den aktuellen "Ist-Zustand" der Augenoberfläche wider. Abweichungen von der normalen Verteilung der Bestandteile können weitere Aufschlüsse über die Pathogenese der Erkrankung liefern, aber auch die Entwicklung neuer diagnostischer und therapeutischer Ansätze ermöglichen.

Das Sicca-Syndrom mit seinen typischen Symptomen ist eine der häufigsten Begleiterkrankung bei Kontaktlinsenträgern, die oft zur Unverträglichkeit der Kontaktlinsen führen kann. Auch hier stehen bisher keine objektiven Kriterien zur Verfügung, um den Effekt von Kontaktlinsen und deren Reinigungsflüssigkeiten auf den Tränenfilm zu untersuchen und zu quantifizieren. Mehrere longitudinale proteomische Studien unserer Arbeitsgruppe analysierten den Effekt von verschiedenen Kontaktlinsenreinigungsflüssigkeiten auf den Tränenfilm von Kontaktlinsenträgern. Mit Hilfe massenspektrometrischer Techniken und multivariater Analysen konnte gezeigt werden, dass sich die proteomische Zusammensetzung des Tränenfilms von Kontaktlinsenträgern stark von der von Gesunden unterscheidet. Darüber hinauskonnten auch deutliche Unterschiede zwischen dem Tragen von formstabilen Kontaktlinsen im Vergleich zu weichen Kontaktlinsen festgestellt werden [42]. Weiterhin konnte in diesen Studien ein positiver Effekt auf den Tränenfilm von Kontaktlinsenträgern gezeigt werden. Innerhalb der Studiendauer veränderten sich die Tränenproteinverteilungen bei mehr als 50 % der Studienteilnehmer der Gruppe A (AMO Complete) in Richtung "gesund", zeigten also keine pathologischen Veränderungen mehr, während der Tränenfilm der Vergleichsgruppe unverändert blieb [43]. Diese Ergebnisse konnten mit weiterführenden Zellkulturversuchen untermauert werden, in denen AMO Complete im Vergleich zu anderen Kontaktlinsenflüssigkeiten nur einen sehr geringen Einfluss auf die Proteinprofile und das Überleben von konjunktivalen Zellen zeigte [44]. Vor allem Taurinhaltige Kontaktlinsenflüssigkeiten scheinen sich positiv im Hinblick auf Entzündungen des Auges auszuwirken [45].

Eine Suche nach Biomarkern im Tränenfilm kann darüber hinaus auch Immunoproteomics, also die Analyse von Autoantikörper-Profilen, ähnlich denen bei der Glaukomerkrankung, mit einbeziehen. Dies ist von großem Interesse, da sich die Autoantikörper-Verteilungen in den Tränen von Patienten mit Sicca-Syndrom stark von denen in den Tränen von Gesunden unterscheiden [32] (☞ Abb. 5.3). Hieraus könnten sich für die Zukunft neue Therapiemöglichkeiten ableiten lassen. So ist die lokale Anwendung von Ciclosporin für die Behandlung des Sicca-Syndroms ein erfolgsversprechender Ansatz. Dies wird weiterhin belegt durch Veränderung der Zytokine und T-Zell-Verteilungen bei Sicca-Patienten [46].

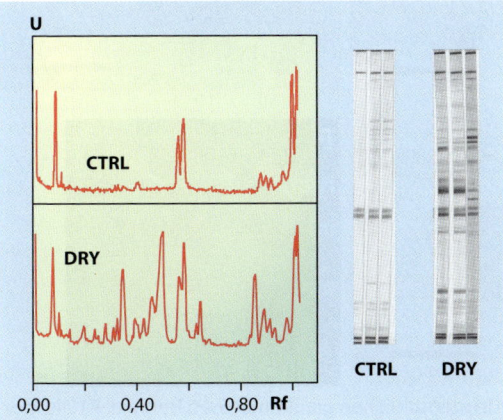

Abb. 5.3: Antikörperprofile in der Tränenflüssigkeit von Gesunden (CTRL) und Sicca-Patienten (DRY) (mod. nach [32]).

In unseren Untersuchungen konnten wir sowohl bei den Glaukomerkrankungen als auch beim Sicca-Syndrom Veränderungen in Antikörperprofilen aufzeigen. Wenn hier auch völlig unterschiedliche okuläre Antigene beteiligt sind, so unterstützen diese Untersuchungen in beiden Fällen die Theorie der Beteiligung einer immunologischen Komponente an der Pathologie beider Erkrankungen.

5.4. Kann man nun das Glaukom und das Sicca-Syndrom als Autoimmunerkrankung bezeichnen?

Autoimmunerkrankungen sind im Regelfall definiert durch das Vorkommen von Autoantikörpern, also Antikörpern, die gegen körpereigene Strukturen gerichtet sind. In typischen Autoimmunerkrankungen können zirkulierende autoreaktive Antikörper nachgewiesen werden, die mit körpereigenen Strukturen reagieren [47]. Im Regelfall handelt es sich hier um erhöhte Immunreaktivitäten, z.B. in Patienten mit systemischem Lupus erythematodes, primärem Antiphospholipid-Syndrom und auch dem primären Sjögren-Syndrom [48, 49]. Patienten mit Myasthenia gravis, eine der ersten Modellerkrankungen der Autoimmunität, zeigen im Regelfall Autoantikörper gegen Acetylcholin-Rezeptoren [50]. Die Rolle dieser Autoantikörper ist bislang nicht geklärt. In Analogie zu anderen Autoimmunerkrankungen könnten diese Autoantikörper autoaggressiv wirken, also die Zielantigene direkt schädigen. Unklar ist, ob sie als Folge der Erkrankung entstehen oder aber die Erkrankung auslösen.

Zusätzlich wird die Untersuchung der Antikörper-Profile bei Autoimmunerkrankungen auch dadurch erschwert, dass es neben diesen autoaggressiven Antikörpern sogenannte "natürliche Autoantikörper" gibt, die auch bei Gesunden vorliegen. Über die Rolle dieser natürlichen Autoimmunität ist wenig bekannt, jedoch finden sich bei Gesunden komplexe Antikörperrepertoires gegen körpereigene Strukturen, die zeitlebens relativ konstant bleiben ("Immunologischer Homunculus") [51]. Die Schwierigkeit bei der Untersuchung solcher Antikörperprofile besteht also v.a. darin, die pathogenetisch wichtigen Antikörperreaktivitäten aus dem "immunologischen Rauschen" der natürlich vorkommenden Autoantikörper herauszufiltern.

Aus diesem Grunde fällt die Antwort auf obige Frage schwer. Basierend auf unseren Ergebnissen, die sowohl beim Sicca-Syndrom als auch beim Glaukom komplexe Veränderungen der Antikörperprofile zeigen, können wir keine ausschließliche und eindeutige Erhöhung von autoaggressiven Antikörpern feststellen. Viel eher stehen die konsistenten Erniedrigungen der Antikörper-Titer im Vordergrund, die jedoch mit der einfachen Definition einer Autoimmunerkrankung nicht vereinbar sind. Da die Rolle dieser Reaktionen im Rahmen der Pathogenese der Erkrankung nicht geklärt ist, kann eine Autoimmunerkrankung allerdings auch nicht ausgeschlossen werden.

Insofern stellt sich die Frage, ob anti-retinale Antikörper überhaupt eine Apoptose von retinalen Ganglienzellen auslösen können. Zur Beantwortung dieser Fragestellung wurde ein Immunisierungs-Tiermodell entwickelt. Bei diesem experimentellen Autoimmun-Glaukom (EAG) werden Versuchstiere mit okulären Antigenen (z.B. HSP) [52, 53] oder Homogenat aus dem optischen Nerven immunisiert [53-55]. Nach unterschiedlichen Zeitintervallen wurde untersucht, ob die Immunisierung zu einem Verlust von retinalen Ganglienzellen in vivo führen kann. Wir konnten eindeutig zeigen, dass es in Abhängigkeit von der Zeit nach der Immunisierung zu einem Verlust von retinalen Ganglienzellen im Vergleich zu gesunden Tieren kommt [52, 53, 55], welcher mit Ablagerungen von Antikörpern und einer Aktivierung von Mikroglia-Zellen in der Retina einhergeht [54, 56, 57].

Hierbei ist besonders erwähnenswert, dass es unserer Arbeitsgruppe gelungen ist, erstmals Ablagerungen von IgG-Autoantikörpern sowie eine Aktivierung von immunkompetenten Zellen in den Retinae von Glaukompatienten zu detektieren (☞ Abb. 5.4 + Abb. 5.5) [58].

5.5. Natürliche Autoimmunität

Noch ist vollkommen unklar, ob es sich bei den gefundenen Antikörperreaktionen um kausale Antikörper handelt, also solche, die eine Glaukomerkrankung auslösen können, oder um ein Epiphänomen, also solche Antikörper, die im Verlauf der Erkrankung entstehen (zusammengefasst in [5] und [20]).

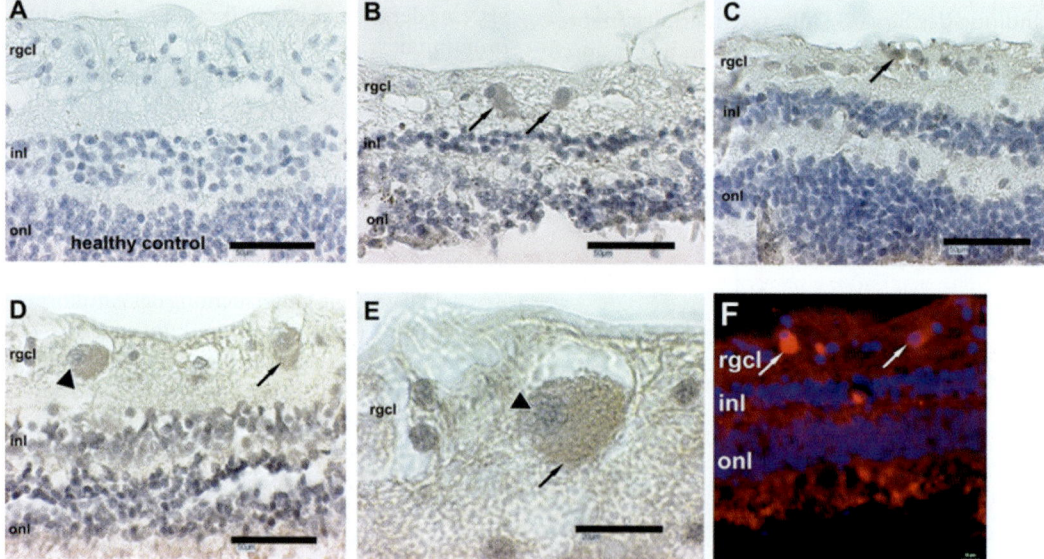

Abb. 5.4: Immunglobulin G-Autoantikörper akkumulieren in menschlichen glaukomatösen Retinae. **A)** Die Morphologie der Retina in einem Gesunden zeigt eine intakte Struktur und vergleichsweise viele Zellen in der RGZ-Schicht (rgcl). Es sind nur wenige IgG-Akkumulationen vorhanden. **B-F)** In glaukomatösen Retinae sind verschiedene Formen von IgG-Ablagerungen detektierbar (siehe Pfeile, braune DAPI-Färbung). E = 100x vergrößert aus D). F zeigt eine Immunfluoreszenz-Färbung der IgG-Akkumulation (rot) und Kernfärbung mit DAPI (blau) Maßstab = 50 µm in A-D, 20 µm in E, 10 µm in F. rgcl: retinale Ganglienzellschicht; inl: innere nukleäre Schicht; onl: äußere nukleäre Schicht (Abbildung aus [58]).

5.5. Natürliche Autoimmunität

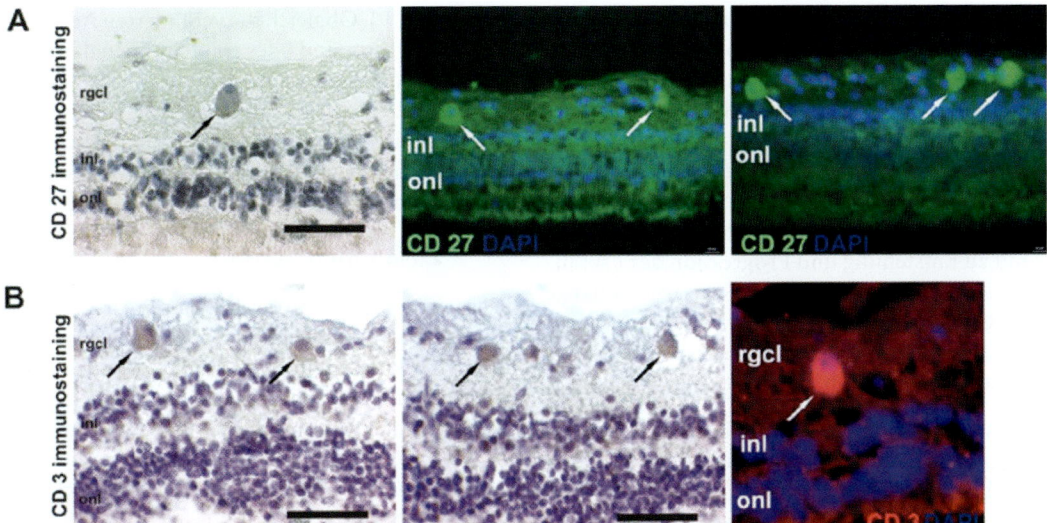

Abb. 5.5: Hinweise für B- und T-Zellen in glaukomatösen Retinae. Bei der Immundetektion mit spezifischen Markern gegen CD27 (A) und CD3 (B) konnten mehrere CD27+ Zellen sowie einige CD3+ Zellen in der retinalen Ganglienzellschicht in Retinae von Glaukompatienten detektiert werden. Kernfärbung mit DAPI (blau). Maßstab = 50 µm und 10 µm (B, rechtes Bild). rgcl: retinale Ganglienzellschicht; inl: innere nukleäre Schicht; onl: äußere nukleäre Schicht (Abbildung aus [58]).

Sicher ist, dass nicht nur – wie lange angenommen – ein erhöhter Augeninnendruck zu einem Schaden am Sehnerven und funktionellen Ausfällen wie einem progressiven, irreversiblen Gesichtsfeldverlust führt. Für den Untergang retinaler Ganglienzellen werden neben einer Unterbrechung des axoplasmatischen Flusses und Glutamat-induzierten apoptotischen Vorgängen auch oxidative Schädigungen der retinalen Ganglienzellen durch freie Sauerstoffradikale verantwortlich gemacht.

Selbst wenn es nicht zu einer primären Schädigung der Ganglienzellen durch immunologische Vorgänge, also der Auslösung der Erkrankung durch immunologische Abläufe gekommen sein sollte, so könnten diese geschädigten retinalen Ganglienzellen dann wiederum eine Autoimmunantwort auslösen.

Im Sinne einer Autoimmunerkrankung könnte man folgern, dass zumindest in einem Teil der Patienten autoaggressive Antikörper einen kausalen Anteil an der Pathogenese der Erkrankung haben können. Autoimmune Mechanismen können über Autoantikörper (z.B. gegen Rhodopsin oder HSP) oder über zelluläre Mechanismen einer Autoimmunerkrankung zu einer direkten Schädigung der Nervenfaserschicht führen. Allerdings könnten die Autoantikörper auch erst in Folge einer glaukomatösen Schädigung im Verlauf der Erkrankung gebildet werden. In einem neuen Glaukom-Tiermodell konnten wir zeigen, dass eine diskontinuierliche Erhöhung des intraokulären Drucks neurodegenerative Effekte an Retina und Sehnerv bewirkt sowie veränderte IgG-Autoantikörper-Reaktivitäten hervorruft [59].

Während hochregulierte Antikörper in klassischen Autoimmunerkrankungen als autoaggressiv angesehen werden, wird bei den erniedrigt vorliegenden Antikörpern die Abnahme eines anti-apoptotischen Einflusses und potentiell neuroprotektiver Mechanismen diskutiert [5]. Dies belegen vor allem unsere Zellkulturversuche, die zeigen, dass Antikörper, welche bei Glaukompatienten erniedrigt vorliegen (z.B. Anti-14-3-3, Anti-GFAP, Anti-gamma-Synuklein), einen protektiven Effekt auf das Überleben von gestressten neuroretinalen Zellen haben [60-62]. So verändert beispielsweise die Zugabe von gamma-Synuklein-Antikörpern die Proteinexpression des mitochondrialen apoptotischen Signalweges der neuroretinalen Zellen auf anti-apoptotische Weise und scheint dadurch neuroprotektive Mechanismen zu aktivieren [62].

Komplexe Muster von natürlichen Autoantikörpern sind auch in jedem Gesunden zu finden. Deswegen sollte man berücksichtigen, dass Antikörper neben ihrer klassischen Funktion im Rahmen der humoralen Immunantwort auch regulatorische Funktionen bis hin zu enzymatischen Aktivitäten wahrnehmen. Dies lässt die Schlussfolgerung zu, dass es bei vielen Erkrankungen, darunter das Glaukom, zu einem Verlust von protektiven Mechanismen der natürlichen Autoimmunität und somit zu Entstehung und Progression der Erkrankung kommen kann. Denkbare Zusammenhänge von Risikofaktoren und einem Ungleichgewicht der natürlichen Immunität in der Pathogenese des Glaukoms sind in Abb. 5.6 illustriert [5].

Auch wenn jedoch die Rolle der immunologischen Vorgänge weder bei der Glaukomerkrankung noch beim Sicca-Syndrom bisher geklärt werden konnte, so bieten sie sowohl wertvolle diagnostische als auch therapeutische Ansatzpunkte. So könnten beispielsweise die proteomischen Unterschiede in der Tränenflüssigkeit von Sicca-Patienten mit verschiedenen Pathologien zur Unterscheidung der klinischen Subgruppen genutzt werden [34, 37]. Diese Erkenntnisse können langfristig zur Entwicklung neuer Formen der individualisierten Therapie führen.

Bei Glaukompatienten ist es uns bereits gelungen, diese anhand der spezifischen Autoantikörpermuster im Serum mit einer Spezifität und Sensitivität von annähernd 93 % von Gesunden zu unterscheiden, was ein immenses diagnostisches Potential bedeutet [19]. Obgleich die veränderten Autoantikörper kausativ sind oder epiphänomenal in Folge der Glaukomerkrankung gebildet werden, könnten die individuellen Antikörperprofile künftig als hoch-spezifische und sensitive Biomarker zur Diagnostik genutzt werden und die schwierige klinische Diagnostik unterstützen.

Zusammenfassung

Das Glaukom ist eine der häufigsten Ursachen für irreversible Erblindung weltweit. Die Erhöhung des intraokulären Druckes (IOD) stellt den wichtigsten Risikofaktor dar. Allerdings ist ein erhöhter IOD nicht alleine ursächlich für die Erkrankung, da bis zu 30 % der Glaukompatienten nie einen erhöhten IOD entwickeln ("Normaldruckglaukom") und immerhin fast 10 % der über 40jährigen einen erhöhten IOD zeigen ("Okuläre Hypertension"), von denen jedoch nur ein kleiner Teil eine Glaukomerkrankung entwickeln wird. Wir konnten in zahlreichen Studien zeigen, dass Glaukompatienten veränderte Immunreaktivitäten gegen okuläre Antigene im Vergleich zu Gesunden zeigen. Dies weist auf eine Veränderung ihrer natürlichen Autoimmunität und somit auf eine autoimmune Beteiligung bei der Glaukomerkrankung hin. Der zugrunde liegende Mechanismus dieser autoimmunen Vorgänge ist dabei weitestgehend unklar.

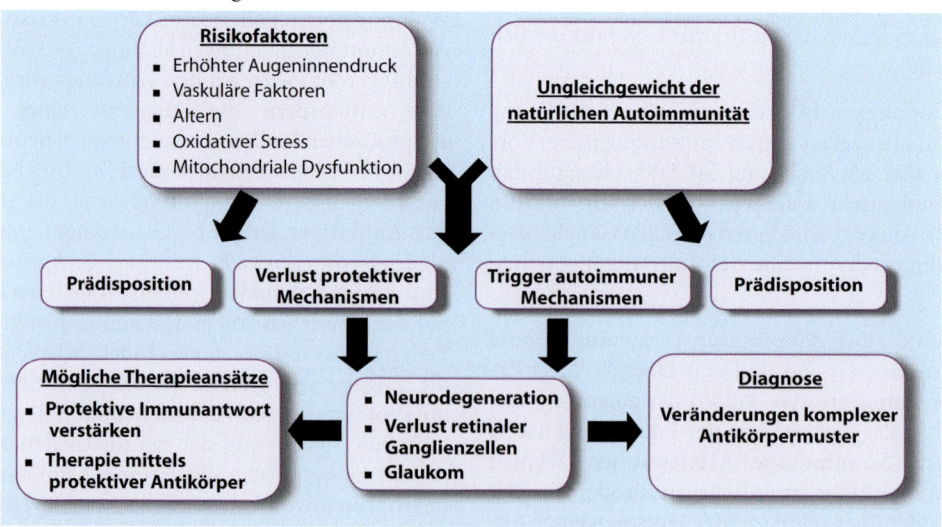

Abb. 5.6: Zusammenfassung des Einflusses von Risikofaktoren und einem Ungleichgewicht der natürlichen Immunität in der Pathogenese des Glaukoms (mod. nach [5]).

In einem Glaukom-Tiermodell konnten wir zeigen, dass die immunologischen Vorgänge nach der Immunisierung der Versuchstiere mit okulären Antigenen zu einem Verlust von retinalen Ganglienzellen sowie Ablagerungen von Antikörpern und Aktivierung immunkompetenter Zellen in der Retina, ähnlich wie bei Glaukompatienten, führen können. Durch eine diskontinuierliche Erhöhung des Augeninnendrucks im Tiermodell konnten wir neurodegenerative Effekte an Retina und Sehnerv sowie veränderte IgG-Autoantikörper-Reaktivitäten hervorrufen.

Die Tränenflüssigkeit kann als nicht-invasive Quelle für Proteomics- und Immunoproteomics-Analysen genutzt werden. Mittels massenspektrometrischen Profilings konnten wir zeigen, dass aufgrund der spezifischen Proteinmuster die Veränderungen beim Sicca-Syndrom erkannt werden können und dass es deutliche Unterschiede zwischen den Sicca-Patienten mit unterschiedlichen Pathologien gibt. Veränderte Autoantikörperprofile beim Sicca-Syndrom weisen auf eine autoimmune Beteiligung an der Pathogenese des idiopathischen Sicca-Syndroms hin.

Auch wenn die Rolle der Veränderungen der autoimmunen Prozesse bei beiden Erkrankungen noch immer unklar ist, könnten diese zu neuen Biomarkern zur frühzeitigen Erkennung der Erkrankung beitragen und möglicherweise auch zu innovativen therapeutischen Ansätzen führen.

5.6. Literatur

1. Quigley, H.A. and A.T. Broman, The number of people with glaucoma worldwide in 2010 and 2020. Br J Ophthalmol, 2006. 90(3): p. 262-7.

2. Tezel, G., et al., Oxidative stress and the regulation of complement activation in human glaucoma. Invest Ophthalmol Vis Sci. 51(10): p. 5071-82.

3. Dreyer, E.B., et al., Elevated glutamate levels in the vitreous body of humans and monkeys with glaucoma. Arch Ophthalmol, 1996. 114(3): p. 299-305.

4. Lee, S., et al., Mitochondrial dysfunction in glaucoma and emerging bioenergetic therapies. Exp Eye Res, 2011. 93(2): p. 204-12.

5. Bell, K., et al., Does autoimmunity play a part in the pathogenesis of glaucoma? Prog Retin Eye Res, 2013. 36: p. 199-216.

6. Gramlich, O.W., et al., Autoimmune biomarkers in glaucoma patients. Curr Opin Pharmacol, 2013. 13(1): p. 90-7.

7. Wax, M.B., et al., Anti-Ro/SS-A positivity and heat shock protein antibodies in patients with normal-pressure glaucoma. Am J Ophthalmol, 1998. 125(2): p. 145-57.

8. Wax, M.B., D.A. Barrett, and A. Pestronk, Increased incidence of paraproteinemia and autoantibodies in patients with normal-pressure glaucoma. Am J Ophthalmol, 1994. 117(5): p. 561-8.

9. Tezel, G., G.M. Seigel, and M.B. Wax, Autoantibodies to small heat shock proteins in glaucoma. Invest Ophthalmol Vis Sci, 1998. 39(12): p. 2277-87.

10. Tezel, G., R. Hernandez, and M.B. Wax, Immunostaining of heat shock proteins in the retina and optic nerve head of normal and glaucomatous eyes. Arch Ophthalmol, 2000. 118(4): p. 511-8.

11. Maruyama, I., H. Ohguro, and Y. Ikeda, Retinal ganglion cells recognized by serum autoantibody against gamma-enolase found in glaucoma patients. Invest Ophthalmol Vis Sci, 2000. 41(7): p. 1657-65.

12. Yang, J., et al., Serum autoantibody against glutathione S-transferase in patients with glaucoma. Invest Ophthalmol Vis Sci, 2001. 42(6): p. 1273-6.

13. Kremmer, S., et al., Antiphosphatidylserine antibodies are elevated in normal tension glaucoma. Clin Exp Immunol, 2001. 125(2): p. 211-5.

14. Tezel, G., D.P. Edward, and M.B. Wax, Serum autoantibodies to optic nerve head glycosaminoglycans in patients with glaucoma. Arch Ophthalmol, 1999. 117(7): p. 917-24.

15. Singer, H.S., et al., Anti-basal ganglia antibodies in PANDAS. Mov Disord, 2004. 19(4): p. 406-15.

16. Grus, F.H. and A.J. Augustin, Analysis of the IgG autoantibody repertoire in endocrine ophthalmopathy using the MegaBlot technique. Curr Eye Res, 1998. 17(6): p. 636-41.

17. Grus, F.H. and C.W. Zimmermann, Identification and classification of autoantibody repertoires (Western blots) with a pattern recognition algorithm by an artificial neural network. Electrophoresis, 1997. 18(7): p. 1120-5.

18. Zimmermann, C.W., F.H. Grus, and R. Dux, Multivariate statistical comparison of autoantibody-repertoires (western blots) by discriminant analysis. Electrophoresis, 1995. 16(6): p. 941-7.

19. Boehm, N., et al., New insights into autoantibody profiles from immune privileged sites in the eye: A glaucoma study. Brain Behav Immun, 2012. 26(1): p. 96-102.

20. Von Thun Und Hohenstein-Blaul, N., et al., Autoimmune aspects in glaucoma. Eur J Pharmacol, 2016. 787: p. 105-18.

21. Grus, F.H., et al., Serum autoantibodies to alpha-fodrin are present in glaucoma patients from Germany and the United States. Invest Ophthalmol Vis Sci, 2006. 47(3): p. 968-76.

22. Funke, S., et al., Glaucoma related Proteomic Alterations in Human Retina Samples. Sci Rep, 2016. 6: p. 29759.

23. Schein, O.D., et al., Prevalence of dry eye among the elderly. Am J Ophthalmol, 1997. 124(6): p. 723-8.

24. DEWS, The definition and classification of dry eye disease: report of the Definition and Classification Subcommittee of the International Dry Eye WorkShop (2007). Ocul Surf, 2007. 5(2): p. 75-92.

25. Mantelli, F., et al., Ocular surface damage by ophthalmic compounds. Curr Opin Allergy Clin Immunol, 2011. 11(5): p. 464-70.

26. Gramlich, O.W., et al., Dynamics, alterations, and consequences of minimally invasive intraocular pressure elevation in rats. Invest Ophthalmol Vis Sci, 2014. 55(1): p. 600-11.

27. Grus, F.H., et al., Analysis of tear-protein patterns as a diagnostic tool for the detection of dry eyes. Eur J Ophthalmol, 1998. 8(2): p. 90-7.

28. Grus, F.H. and A.J. Augustin, High performance liquid chromatography analysis of tear protein patterns in diabetic and non-diabetic dry-eye patients. Eur J Ophthalmol, 2001. 11(1): p. 19-24.

29. Grus, F.H., P. Sabuncuo, and A.J. Augustin, Analysis of tear protein patterns of dry-eye patients using fluorescent staining dyes and two-dimensional quantification algorithms. Electrophoresis, 2001. 22(9): p. 1845-50.

30. Grus, F.H., et al., Changes in the tear proteins of diabetic patients. BMC Ophthalmol, 2002. 2(1): p. 4.

31. Zhou, L., et al., Identification of tear fluid biomarkers in dry eye syndrome using iTRAQ quantitative proteomics. J Proteome Res, 2009. 8(11): p. 4889-905.

32. Grus, F.H., et al., Analysis of the antibody repertoire in tears of dry-eye patients. Ophthalmologica, 2001. 215(6): p. 430-4.

33. Grus, F.H., et al., Analysis of tear protein patterns for the diagnosis of dry eye. Adv Exp Med Biol, 2002. 506(Pt B): p. 1213-6.

34. Perumal, N., et al., Proteomics analysis of human tears from aqueous-deficient and evaporative dry eye patients. Sci Rep, 2016. 6: p. 29629.

35. Soria, J., et al., Tear proteome and protein network analyses reveal a novel pentamarker panel for tear film characterization in dry eye and meibomian gland dysfunction. J Proteomics, 2012. 78C: p. 94-112.

36. Grus, F.H., et al., SELDI-TOF-MS ProteinChip array profiling of tears from patients with dry eye. Invest Ophthalmol Vis Sci, 2005. 46(3): p. 863-76.

37. Boehm, N., et al., Alterations in the tear proteome of dry eye patients—a matter of the clinical phenotype. Invest Ophthalmol Vis Sci, 2013. 54(3): p. 2385-92.

38. McCollum, C.J., et al., Rapid assay of lactoferrin in keratoconjunctivitis sicca. Cornea, 1994. 13(6): p. 505-8.

39. Boersma, H.G. and O.P. van Bijsterveld, The lactoferrin test for the diagnosis of keratoconjunctivitis sicca in clinical practice. Ann Ophthalmol, 1987. 19(4): p. 152-4.

40. Versura, P., et al., Tear proteomics in evaporative dry eye disease. Eye (Lond), 2010. 24(8): p. 1396-402.

41. Boehm, N., et al., Proinflammatory cytokine profiling of tears from dry eye patients by means of antibody microarrays. Invest Ophthalmol Vis Sci, 2011. 52(10): p. 7725-30.

42. Kramann, C., et al., Effect of contact lenses on the protein composition in tear film: a ProteinChip study. Graefes Arch Clin Exp Ophthalmol, 2011. 249(2): p. 233-43.

43. Grus, F.H., et al., Effects of multipurpose contact lens solutions on the protein composition of the tear film. Cont Lens Anterior Eye, 2005. 28(3): p. 103-12.

44. Bell, K., et al., Comparison of the effects of different lens-cleaning solutions on the protein profiles of human conjunctival cells. Graefes Arch Clin Exp Ophthalmol, 2012. 250(11): p. 1627-36.

45. Funke, S., et al., Longitudinal analysis of taurine induced effects on the tear proteome of contact lens wearers and dry eye patients using a RP-RP-Capillary-HPLC-MALDI TOF/TOF MS approach. J Proteomics, 2012. 75(11): p. 3177-90.

46. Lam, H., et al., Tear cytokine profiles in dysfunctional tear syndrome. Am J Ophthalmol, 2009. 147(2): p. 198-205 e1.

47. Scofield, R.H., Autoantibodies as predictors of disease. Lancet, 2004. 363(9420): p. 1544-6.

48. George, J., B. Gilburd, and Y. Shoenfeld, The emerging concept of pathogenic natural autoantibodies. Hum Antibodies, 1997. 8(2): p. 70-5.

49. Terzoglou, A.G., et al., Preferential recognition of the phosphorylated major linear B-cell epitope of La/SSB 349-368 aa by anti-La/SSB autoantibodies from patients with systemic autoimmune diseases. Clin Exp Immunol, 2006. 144(3): p. 432-9.

50. Vincent, A. and P. Rothwell, Myasthenia gravis. Autoimmunity, 2004. 37(4): p. 317-9.

51. Avrameas, S., Natural autoantibodies: from 'horror autotoxicus' to 'gnothi seauton'. Immunol Today, 1991. 12(5): p. 154-9.

52. Wax, M.B., et al., Induced autoimmunity to heat shock proteins elicits glaucomatous loss of retinal ganglion cell neurons via activated T-cell-derived fas-ligand. J Neurosci, 2008. 28(46): p. 12085-96.

53. Joachim, S.C., et al., Complex antibody profile changes in an experimental autoimmune glaucoma animal model. Invest Ophthalmol Vis Sci, 2009. 50(10): p. 4734-42.

54. Joachim, S.C., et al., Retinal ganglion cell loss is accompanied by antibody depositions and increased levels of microglia after immunization with retinal antigens. PLoS One, 2012. 7(7): p. e40616.

55. Laspas, P., et al., Autoreactive antibodies and loss of retinal ganglion cells in rats induced by immunization with ocular antigens. Invest Ophthalmol Vis Sci, 2011. 52(12): p. 8835-48.

56. Joachim, S.C., et al., Apoptotic retinal ganglion cell death in an autoimmune glaucoma model is accompanied by antibody depositions. J Mol Neurosci, 2014. 52(2): p. 216-24.

57. Noristani, R., et al., Retinal and Optic Nerve Damage is Associated with Early Glial Responses in an Experimental Autoimmune Glaucoma Model. J Mol Neurosci, 2016. 58(4): p. 470-82.

58. Gramlich, O.W., et al., Enhanced insight into the autoimmune component of glaucoma: IgG autoantibody accumulation and pro-inflammatory conditions in human glaucomatous retina. PLoS One, 2013. 8(2): p. e57557.

59. Gramlich, O.W., et al., Immune response after intermittent minimally invasive intraocular pressure elevations in an experimental animal model of glaucoma. J Neuroinflammation, 2016. 13(1): p. 82.

60. Wilding, C., et al., GFAP antibodies show protective effect on oxidatively stressed neuroretinal cells via interaction with ERP57. J Pharmacol Sci, 2015. 127(3): p. 298-304.

61. Bell, K., et al., Protective effect of 14-3-3 antibodies on stressed neuroretinal cells via the mitochondrial apoptosis pathway. BMC Ophthalmol, 2015. 15: p. 64.

62. Wilding, C., et al., gamma-Synuclein antibodies have neuroprotective potential on neuroretinal cells via proteins of the mitochondrial apoptosis pathway. PLoS One, 2014. 9(3): p. e90737.

63. Grus, F.H., et al., Complex autoantibody repertoires in patients with glaucoma. Mol Vis, 2004. 10: p. 132-7.

Konservierungsmittel und ihre Bedeutung für die Augenoberfläche

K. Kasper, M. Borrelli, G. Geerling

6. Konservierungsmittel und ihre Bedeutung für die Augenoberfläche

6.1. Hintergrund

Tropflösungen stellen die häufigste angewendete Therapieform in der Augenheilkunde dar und sind in zahlreichen Applikationssystemen kommerziell erhältlich. Sie sollen über einen längeren Zeitraum möglichst risikoarm getropft werden können. Wird ein Tropfbehälter geöffnet, bei Raumtemperatur gelagert und mehrmals täglich über Wochen zum Eintropfen der Substanz ans Auge geführt, kann die Sterilität des Flascheninhalts und damit die Sicherheit der Anwendung gefährdet werden. Daher wird Augentropfen in Mehrdosisbehältern (MDO) bis heute oft ein Konservierungsmittel zugesetzt. Hierzu wurden und werden in handelsüblichen Präparaten bislang quartäre Ammoniumverbindungen, Quecksilberverbindungen, Sorbinsäure, Alkohole, EDTA und Oxychloro-Komplexe verwendet (☞ Tab. 6.1). Im Folgenden werden die Gründe für den Einsatz, welche Probleme ihrer Verwendung bereiten und aktuelle Lösungsansätze für diese genauer diskutiert.

- Quartäre Ammoniumverbindungen (Benzalkoniumchlorid, Cetrimid und Polyquad®)
- Quecksilberverbindung (z.B. Thiomersal, Phenylmerkuriat)
- Carbonsäuren (Sorbinsäure)
- Alkohole (z.B. Chlorbutanol, Phenylethanol)
- EDTA
- Phenole (Parabene)
- Oxychloro-Komplex (Purite®)

Tab. 6.1: Auswahl von Konservierungsmitteln in handelsüblichen Ophthalmika.

6.2. Warum werden Ophthalmika konserviert?

Die systematische Anwendung von Konservierungsmitteln in Augentropfen begann Ende der 1960er Jahre nach schweren Augeninfektionen durch mikrobiell kontaminierte Ophthalmika [1, 2]. Die Kontamination in Verwendung befindlicher Mehrfachdosisbehälter ist jedoch bis heute ein Problem geblieben und kann sowohl unkonservierte als auch konservierte Tropflösungen betreffen [3-10]. Die Verunreinigung erfolgt fast ausschließlich nach Beginn der Verwendung der Tropfflaschen, da die Herstellung selber entsprechend gesetzlicher Vorgaben steril erfolgt (Deutsches Arzneibuch. 8, 128. Deutscher Apothekenverlag, Frankfurt, Govi, Stuttgart). Ursachen für die Kontamination sind entweder (a) das Einsaugen von Umgebungsluft oder (b) ein Kontakt der Tropfflaschenöffnung mit Fingern, dem Auge oder sonstigen Kontaktflächen. Dabei kann die Applikationsspitze, aber auch die im Behälter verbliebene Lösung verunreinigt werden. Neben dem Inhalt eines Konservierungsmittels beeinflussen noch andere Faktoren, wie die Art des Behälters, die Handhabung, die Aufbewahrung, aber auch die Verwendungsdauer des Applikationsbehälters, die Kontaminationsrate.

Teuchner et al. untersuchten die Kontaminationsraten von Multidosis-Glaukomaugentropfen im Vergleich zwischen den vom Patienten zu Hause angewendeten und den auf der Station vom Personal verwendeten Augentropfen. Da die ambulante Anwendung die häufigste ist, konzentrieren wir uns auf diese Ergebnisse. Untersucht wurden die Keimlast an der Flaschenöffnung, der ausgetropfte Tropfen und der restliche Inhalt der Flasche über einen Zeitraum von 11 Monaten bei einer Nutzung von 4 Wochen (Median). Insgesamt fanden sich bei 118 untersuchten Flaschen 29 Kontaminationen (24,6 %). Dabei war größtenteils (18 Flaschen, 15,3 %) ausschließlich an der Flaschenöffnung eine Kontamination nachweisbar. Bei 3 Flaschen war nur der ausgedrückte Tropfen und bei einer Flasche nur der Inhalt verkeimt. Eine Kontamination von Öffnung und ausgedrücktem Tropfen wurde bei 2 Flaschen gefunden; alle drei getesteten Bereiche waren in 4 Fällen positiv. Am häufigsten fanden sich Hautflora-Keime mit 27 Nachweisen und Umgebungskeime mit 8 Nachweisen. Humanpathogene Keime wurden 6-malig nachgewiesen, darunter je einmal Pseudomonas aeruginosa und Serratia marcescens sowie je zweimal Pseudomonas spp und Stenotrophomonas maltophilia [11].

Geyer et al. fanden bei 194 Tropfflaschen (171 Patienten) konservierter Antiglaukomatosa ebenfalls eine deutlich höhere Kontamination der Flaschenöffnung (20 %) als des Flascheninhalts (8 %). Erwartungsgemäß ist die Keimbelastung abhängig von der Verwendungsdauer [4]. So fanden Kim et al. lediglich in sechs von 207 (2,8 %) unkonservierten mehrfach benutzten Einmaldosisbehältnissen mit Tränenersatzmitteln eine bakterielle Kontamination des Inhalts. Diese Behälter waren maximal zehn Stunden vor Testung geöffnet und damit relativ selten – mindestens aber dreimal (Mittel 3,6-mal) – verwendet worden. Die Anwender wurden angewiesen, das Behältnis wie vorgesehen durch Aufdrücken der abgedrehten Kappe zwischen den Anwendungen zu verschließen. In der Kontrollgruppe dieser Arbeit, bei der die Multidosisflasche Konservierungsmittel enthielt, wurde in keinem Fall eine bakterielle Kontamination des Inhalts nachgewiesen (n=35) [5]. Nach einer längeren Verwendungsdauer unkonservierter Lösungen von drei bzw. sieben Tagen beobachteten Rahmann et al. entsprechend eine höhere Kontaminationsrate von 8,4 % (n=95). Verwendet wurden Pipettenflaschen, wie sie für Nasentropfen bekannt sind. Der Inhalt waren Tränenersatzmittel und Antibiotika [8].

Obwohl in keiner dieser drei Arbeiten eine Komplikation bei der Verwendung der kontaminierten Behälter beobachtet wurde belegen andere Arbeiten, dass ein kontaminierter Tropfbehälter – auch bei antibiotischem Inhalt – mit einer mikrobiellen Keratitis und schwersten Konsequenzen assoziiert sein kann. So beschrieben Krishnan et al. fünf Fälle einer sekundären Pseudomonas aeruginosa-Keratitis durch kontaminierte, unkonservierte Natamycin-Augentropfen, die aufgrund einer primären Pilzkeratitis angewandt wurden Unter diesen Patienten wurde einmal eine Evisceration und bei drei Patienten eine Keratoplastik erforderlich [12]. Die insgesamt am häufigsten nachgewiesenen Kontaminanten sind jedoch Staphylococcus aureus und Koagulase-negative Staphylokokken, also opportunistische Keime mit geringer Pathogenität für eine primär intakte Augenoberfläche [13, 14].

Konservierungsmittel können die Kontamination einer Tropfflaschenspitze oder auch eines Tropfflascheninhaltes natürlich nicht prinzipiell völlig verhindern. Sie reduzieren jedoch sicher die Keimbelastung. Harris et al. konnten zeigen, dass Tränenersatzmittel nach artifizieller Kontamination mit Staph. aureus und Pseudomonas aeruginosa keine vitalen Keime mehr enthalten, wenn die Testlösung konserviert ist, wohingegen aus Proben ohne Konservierungsmittel noch nach neun Stunden positive Kulturen angelegt werden konnten [15]. Diese Ergebnisse sind – mit Ausnahme von Lösungen mit intrinsischer antibakterieller Wirkung wie Antibiotika – auf alle Augentropfen übertragbar.

Der Zusatz eines Konservierungsmittels hat jedoch auch ökonomische Implikationen. Mehrdosisbehältnisse sind in der Regel bezogen auf den Preis je Milliliter deutlich günstiger (☞ hierzu auch Kap. 6.7.).

6.3. Gebräuchliche Konservierungsmittel

Bei den Antiglaukomatosa kommen bei Betrachtung der Roten Liste 2016 nur zwei verschiedene Konservierungsmittel zum Einsatz: Benzalkoniumchlorid und Polyquad®. Von 56 gelisteten Antiglaukomatosa werden 66 % (37 Stück) mit Benzalkoniumchlorid und 4 % (2 Stück) mit Polyquad® konserviert. 30 % (17 Stück) werden unkonserviert angeboten; je 1 davon im ABAK®- und COMOD®-System (☞ Abb. 6.4 + 6.5). Der Vollständigkeit halber werden die in sämtlichen Ophthalmika verwendeten Konservierungsmittel im Folgenden dargestellt.

6.3.1. Quartäre Ammoniumverbindungen

Quartäre Ammoniumverbindungen sind eine heterogene Gruppe von organischen Ammoniumverbindungen, bei denen ein Stickstoffatom in allen vier Valenzen organisch gebunden ist. Da ihr Molekül hydrophobe und hydrophile Ketten beinhaltet, können sie die Zellmembran von Mikroorganismen auflösen und wirken so biozid [16]. BAC dringt auch in tiefere Schichten der Hornhaut ein [17, 18] und sorgt als Nebeneffekt für eine höhere Permeation der Wirkstoffe, was z.B. bei Antiglaukomatosa und Antibiotika wirkungsrelevant sein kann.

Die bekannteste, am längsten und auch häufigsten verwendete quartäre Ammoniumverbindung ist Benzalkoniumchlorid (BAC) [19]. Aufgrund der langen Erfahrung sind die Effektivität, aber auch die unerwünschten Wirkungen von BAC gut beschrieben. Die dosis- und zeitabhängige direkte Toxizität von BAC auf Epithelzellen der Augenoberfläche wurde in vitro getestet und klinisch wohl bekannt [20-23]. Hinzu kommen indirekt zytotoxische Effekte durch negative Auswirkungen auf den Tränenfilm. So kann die Anwendung BAC-haltiger Augentropfen die Tränenfilmstabilität gemessen an der Tränenfilmaufrisszeit oder break up time (BUT) als auch die Tränensekretion, gemessen mit dem Schirmer-Test, reduzieren [24].

Ein weiterer Stoff aus dieser Gruppe ist Cetrimid. Es zeigte in vitro ebenfalls zellschädigende Eigenschaften auf Bindehaut- und Hornhaut-Zelllinien [21, 25, 26]. Klinisch fanden sich bislang keine Hinweise auf eine höhere Toxizität von Cetrimid im Vergleich mit BAC. So untersuchten Bron et al. die Anwendung von zwei Gel-Präparaten auf der Basis von Carbomer 940, die mit BAC- bzw. Cetrimid konserviert waren. Sie fanden bei einer viermal täglichen Applikation über einen Zeitraum von 30 Tagen bei 179 Patienten keinen signifikanten Unterschied hinsichtlich der okulären Nebenwirkungen zwischen beiden Gruppen. Für die Gruppe mit Cetrimid-haltigem Gel (n=87) wurden in 19 % und für die BAC-Gruppe (n=92) in 22 % Nebenwirkungen in Form von Verschwommensehen, Bindehautrötung, Brennen und Stechen beschrieben [27].

Ein neueres Mittel aus dieser Gruppe ist Polydroniumchlorid (Polyquad®). Es wirkt antimikrobiell durch Erhöhung des Kaliumionenausstroms über die Zellmembran von Bakterien und Pilzen [28]. Im Unterschied zu BAC und Cetrimid ist das Molekül jedoch deutlich größer und hat keine hydrophoben Seitenketten. Dadurch dringt es nicht gut in die Hornhaut ein und die Wirkung als Detergens ist nicht gegeben, was es besser verträglich macht. In vitro wurde für Polyquad® auch in höheren Konzentrationen eine geringere Toxizität als für BAC gefunden [26, 31.

Mittlerweile gibt es auch klinische Studien, die BAC und Polyquad vergleichen. Durrie et al. verglichen ein HP-Guar-Produkt konserviert mit Polyquad® mit einem Placebo (physiologische Kochsalzlösung) im Partnerauge bei 30 Patienten nach LASIK. Es zeigten sich in beiden Gruppen keine Nebenwirkungen, in der Behandlungsgruppe jedoch eine signifikant bessere BUT [29]. In einer Fallserie berichteten Matoba et al. von 14 Patienten mit einer dendritica-ähnlichen Keratitis nach Anwendung von Polyquaternium konservierten Ophthalmika, so dass auch bei diesem Stoff nur von einer besseren Verträglichkeit gesprochen werden kann [30]. Rossi et al. fand in vivo bei der Umstellung von BAC zu Polyquad® konservierten Antiglaukomatosa eine Reduktion von Beschwerden (OSDI sinkt von 16 auf 9) und Befunden einer Augenoberflächenerkrankung [32].

6.3.2. Quecksilberverbindungen

Thiomersal ist eine organische Quecksilberverbindung und wird im Organismus zu Ethylquecksilber metabolisiert, welches durch Erhöhung der Zellpermeabilität und Beeinträchtigung des mikrobiellen Stoffwechsels antimikrobiell wirkt. Auch bei diesem Molekül sind zytotoxische Effekte in vitro an Bindehaut- und Hornhautzelllinien beschrieben worden [21, 33]. Die bislang berichteten klinischen Nebenwirkungen beinhalten vor allem die Ablagerung von Quecksilber insbesondere in der Bindehaut, es kann eine allergische Reaktion mit Lidödem, chronischer Konjunktivitis und Chemosis ausgelöst werden (☞ Abb. 6.1). Tosti et al. beschriebe 36 Fälle mit allergischer Reaktion, bei 5 Patienten mit Liddermatitis. Bei allen Fällen konnte eine allergische Sensibilisierung im Hauttest nachgewiesen werden [34]. Die Europäische Arzneimittelbehörde hat in ihrer Stellungnahme zu Konservierungsmitteln in Augentropfen empfohlen, auf die Verwendung von quecksilberhaltigen Konservierungsmitteln zu verzichten (EMEA, Doc. Ref.: EMEA/622721/2009). Die Substanz wird daher heute in Deutschland nicht mehr zur Konservierung von Antiallergika, Tränenersatzmitteln und Antiglaukomatosa verwendet (☞ Tab. 6.2) [22, 26].

6.3. Gebräuchliche Konservierungsmittel

	Antiglaukomatosa		Antiallergika	Tränenersatzmittel
	Rote Liste 2010	Rote Liste 2016	Rote Liste 2016	Rote Liste 2016
BAK	79,1 % (49)	66 % (37)	52 % (11)	9,4 % (10)
Cetrimid	1,6 % (1)			12,3 % (13)
Polyquad		4 % (2)		2,8 % (3)
Purite				4,7 % (5)
EDTA, Polihexanid				3,8 (4)
EDTA			5 % (1)	0,9 % (1)
Borsäure				0,9 % (1)
Natriumperborat				0,9 % (1)
Chlorhexidin				1,8 % (2)
unkonserviert	19,3 % (12)	30 % (17)	43 % (9)	61,3 (65)
Gesamt	100 % (62)	100 % (56)	100 % (21)	100 % (106)

Tab. 6.2: Häufigkeit verwendeter Konservierungsmittel in Antiglaukomatosa, Antiallergika und Tränenersatzmitteln in Deutschland. Ausgewertet anhand der Angaben der Roten Liste 2016 und 2010.

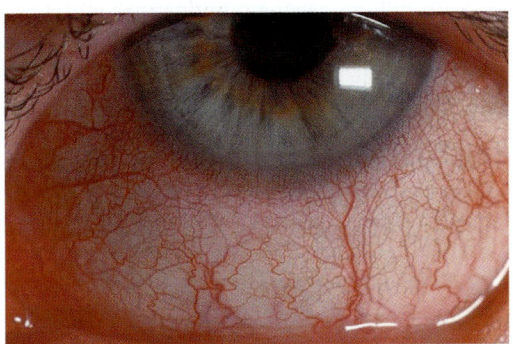

a

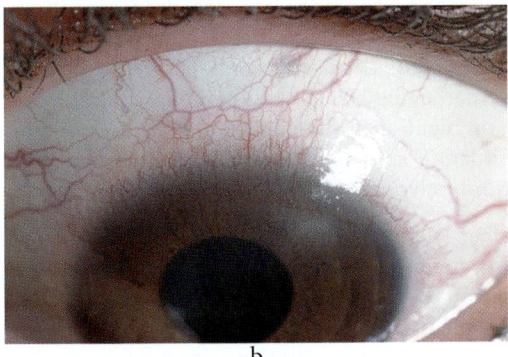

b

Abb. 6.1: Thiomersal-Nebenwirkungen. **a**: Akute Bindehauthyperämie nach Thiomersalexposition. **b**: Periphere, oberflächliche Hornhautneovaskularisationen nach langfristiger Thiomersalexposition. (Bilder dankenswerter Weise überlassen von J. Dart).

6.3.3. Alkohole

In diese Gruppe gehören Phenylethanol und Chlorbutanol. Beide zerstören die Lipidschicht von Bakterien und führen daher zu erhöhter Zellpermeabilität und Zelllyse. Im Vergleich zu BAC ist für Chlorbutanol eine deutlich geringere Zytotoxizität in vitro an Bindehaut-, Hornhaut-Epithel und -Endothel-Zellen durch Ayaki et al. beschrieben worden [35]. Allerdings fanden Tripathi et al. beim Vergleich von BAC mit Chlorbutanol in vitro eine vergleichbare Hemmung der Proliferationsrate von Hornhautepithelzellen mit einer verzögerten, jedoch vollständigen zytotoxischen Wirkung nach 8 Stunden [36]. Unter den in der Roten Liste geführten Antiglaukomatosa und der Tränenersatzmittel findet sich keine mit Alkoholen konservierte Zubereitung.

6.3.4. Sorbinsäure

Sorbinsäure, auch Hexadiensäure oder E200, ist eine zweifach ungesättigte Carbonsäure. Sie bildet kovalente Bindungen mit den Thiolgruppen von Proteinen, vorzugsweise mit Enzymen des Energiestoffwechsels. Mundorf et al. untersuchten den Effekt von unkonserviertem und mit Sorbinsäure konserviertem Timolol in einer kleinen Kohorte von 12 gesunden Probanden. Trotz guter Bioverfügbarkeit kam es bei Anwendung von Sorbinatkonservierten 0,5 % Timolol-Augentropfen vermehrt zu Augenoberflächenbeschwerden wie Brennen, Stechen und Tränen, obwohl diese über die relativ kurze Beobachtungszeit von 8 Tagen in keinem Fall zu einem Therapieabbruch führte [37]. Sorbinsäure findet sich heute in Antiglaukomatosa und Tränenersatzmitteln nicht mehr.

6.3.5. EDTA

Ethylendiamintetraacetat, kurz EDTA, ist ein Chelat, welches mit mindestens 2-fachen Kationen stabile Komplexe bildet. Es wird bevorzugt in Kombination mit anderen Konservierungsmitteln verwendet und verstärkt deren Wirksamkeit, so dass deren Konzentration verringert werden kann. In Kombination mit BAC wurde jedoch eine Zunahme der Nebenwirkungen beschrieben [38].

6.3.6. Oxychloro-Komplex (Purite®)

Oxychloro-Komplexe (z.B. Purite ®) bestehen aus verschiedenen stabilisierten Salzen. Sobald der Oxychloro-Komplex beim Tropfen dem Licht ausgesetzt wird, zerfällt er in seine nicht-toxischen Bestandteile Na^+, Cl^-, O_2 und Wasser. Daher wirkt es hauptsächlich in der Tropfflasche, die aber vor Lichteinwirkung sicher geschützt werden muss. Ebenso sollte es nur bei Licht getropft werden. Als oxidatives Konservierungsmittel kann dieser Komplex in die Zelle eindringen und die Zellfunktion durch Oxidation von intrazellulären Lipiden und Proteinen behindern [39, 40].

Eine zusätzliche zellmembrandestabilisierende Wirkung liegt vor, ist aber nicht so ausgeprägt wie bei anderen Konservierungsmitteln, was die geringere zytotoxische Wirkung erklärt und die Hoffnung auf eine bessere Verträglichkeit begründete. In vivo konnte im Vergleich mit BAC eine bessere subjektive Verträglichkeit belegt werden [35].

6.4. Probleme bei der Verwendung von Konservierungsmitteln

Konservierungsmittel lösen insbesondere an ihrem unmittelbaren Applikationsort, wo sie in maximaler Konzentration vorliegen, unerwünschte Wirkungen aus, die zytotoxischer oder proinflammatorisch-allergisierender Art sind. Betroffen sind überwiegend, aber nicht ausschließlich, die Gewebe der Augenoberfläche, wie die periokuläre Haut / Lidkante, die Binde- und Hornhaut.

Insbesondere bei chronischer Anwendung, wie z.B. bei Antiglaukomatosa, oder bei einer hohen Anwendungsfrequenz, z.B. bei einer Augenoberflächenerkrankung wie dem Trockenen Auge, kann sich ein Teufelskreis aus subjektiven Beschwerden, zunehmender Tropffrequenz und Nebenwirkungen ergeben.

Die allergische Reaktion auf Konservierungsmittel ist unabhängig von deren zytotoxischer Wirkung und der daraus resultierenden Reizung der Binde- und Hornhaut. Klinisch sind die Befunde und Symptome häufig ähnlich, so dass ein Allergietest bei einem Dermatologen helfen kann, zwischen Toxizität und Allergie zu unterscheiden. Natürlich kann sich eine allergische Reaktion nicht nur gegen das Konservierungsmittel, sondern auch den Wirkstoff selber richten. Hier fällt die Differenzierung und Identifizierung des eigentlichen Allergens manchmal schwer [41, 42].

Bei Verwendung neuer Konservierungsmittel wie Poliquad® und Purite® ist zwar von einer besseren lokalen Verträglichkeit und geringeren Toxizität als z.B. bei BAC auszugehen. Allerdings wurden auch für Ophthalmika mit diesen Konservierungssystemen toxische und allergische Nebenwirkungen beobachtet [26, 33]. Ein erhöhtes Risiko für die Entwicklung von Nebenwirkungen liegt beispielsweise vor bei Patienten mit einer intensiven oder langwierigen typischen Therapie (z.B. chronische Glaukomformen), einer intrinsisch erhöhten Inflammationsbereitschaft (z.B. Atopiker/Neurodermitiker mit atopischer Keratokonjunktivitis), einer vorbestehenden Störung der Tränenfunktionseinheit (neurotrophe Keratopathie, Graft-versus-Host-Disease, Stevens-Johnson-Syndrom, vernarbendes Schleimhautpemphigoid, etc.) oder Kombinationen dieser Risikofaktoren. Für diese Situation sind Aufbewahrungsformen, die keine Konservierungsmittel benötigen, zu bevorzugen.

Über Reaktionen an der Augenoberfläche hinaus wurde mittlerweile gezeigt, dass eine lange Therapie mit konservierungsmittelhaltigen Ophthalmika auch intraokuläre Nebenwirkungen auslösen kann. Zwei in vivo Studien zeigten bei Kaninchen eine Störung der interzellulären Verbindungen der Hornhautendothelzellen bei Applikation von BAC [17, 18]. Aus diesen Gründen ist bei intensiver chronischer topischer Therapie mit Ophthalmika oder bei Auftreten unerwünschter Wirkungen eine Therapie mit konservierungsmittelfreien Präparaten empfohlen.

6.5. Konservierungsmittelfreie Aufbewahrungsformen

Um auf Konservierungsmittel verzichten zu können, bedarf es Schutzmechanismen, die den Flascheninhalt vor Kontamination schützen. Dies kann heute erreicht werden durch

- Einzelportionierung (Einzeldosisophthiole, EDO)
- Luftausgleichsfreie Tropfbehälter (z.B. COMOD®)
- Behältnisse mit Mikrofilter (z.B. ABAK®)

Die Kontamination der Tropfbehälterspitze durch Kontakt z.B. mit dem Auge kann so allerdings nicht vermieden werden. Unter der Verschlusskappe der Tropfflasche können Erreger dann möglicherweise in einer quasi "feuchten Kammer" überleben oder sogar proliferieren. Ein Ansatz zur Reduktion dieses Problems besteht in der Verwendung teilweise offener Verschlusskappen. Diese verhindern die Entstehung einer feuchten Kammer um die Öffnung und sorgen für eine Keimreduzierung in diesem Bereich (☞ Abb. 6.2).

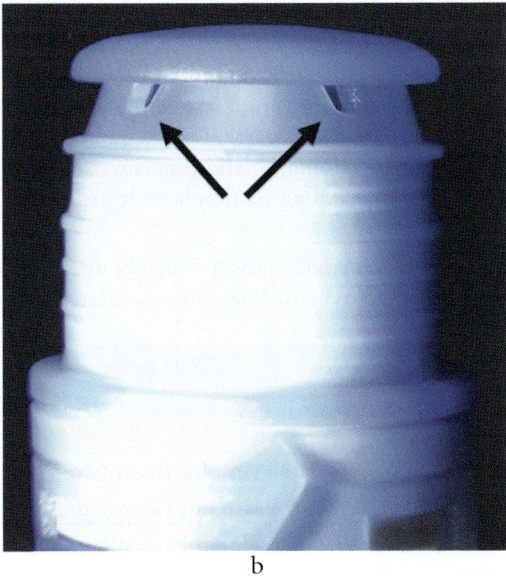

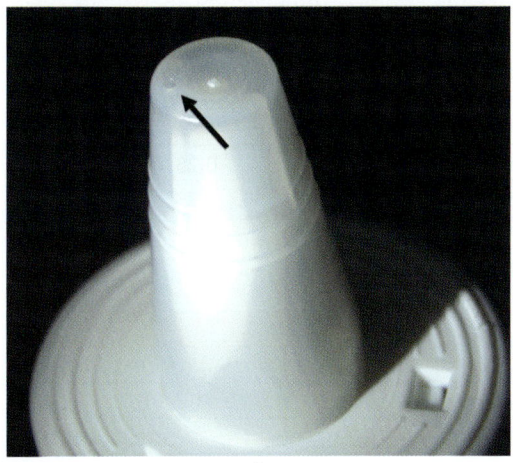

Abb. 6.2a+b: Nahaufnahme von 2 Verschlusskappen, die Öffnungen zur Belüftung sind mit Pfeilen markiert.

Beim Vergleich der angebotenen Antiglaukomatosa von 2010 und 2016 anhand der roten Liste (☞ Tab. 6.2) zeigt sich eine deutliche Zunahme der unkonservierten Produkte von 19,3 % auf 30 %.

6.5.1. Einzeldosistropfbehälter

Einmaldosisophthiolen (EDO) sind Applikationssysteme, bei denen auf die Verwendung von Konservierungsmittel und spezieller Systeme verzichtet werden kann, weil sie unmittelbar nach Eröffnen eingetropft und dann verworfen werden. Nachteile ergeben sich durch die produktionsbedingt höheren Kosten bezogen auf den Preis pro Milliliter und die Tages-Therapie-Kosten. Wenn berücksichtigt wird, dass der Inhalt einer EDO durch einmalige Anwendung trotz insgesamt geringerer Menge nicht ausgeschöpft wird, steigen die effektiven Therapiekosten weiter (☞ Tab. 6.3). Diese relativieren sich jedoch in der Praxis wieder teilweise dadurch, dass die EINMALdosisophthiolen vom Patienten als EINTAGESdosisophthiolen verwendet werden. Dies trifft insbesondere bei der Therapie des Trockenen Auges zu, da hier keine Kostenübernahme erfolgt, sondern die Patienten die Therapiekosten in der Regel selber tragen müssen. Die großzügige Befüllung und die teilweise Wiederverschließbarkeit der EDOs ermöglicht dieses Vorgehen. Herstellerseitig wird dies jedoch aufgrund der fehlenden Konservierung und Kontaminationsgefahr nicht empfohlen. Zwar konnten Su et al. auch in 24 Stunden geöffneten, jedoch nicht am Auge eingesetzten EDOs keine spontane luftvermittelte Kontamination nachweisen [43, 44], nach Anwendung ist dies jedoch nicht gesichert.

EDOs sind verständlicherweise kleiner als Tropfflaschen, was die Handhabung insbesondere für ältere Patienten erschwert [45]. Darüber hinaus ähneln sich die EDOs verschiedener Präparate in ihrer Form stark, sind aber auf Grund Ihrer Größe kaum markant zu beschriften, so dass es bei der Anwendung von mehreren verschiedenen Wirkstoffgruppen zur Verwechslung kommen kann (☞ Abb. 6.3). Dies ist gerade bei sehbehinderten Patienten problematisch, die sich häufig an der Form und Farbe der Flasche orientieren. Zusätzlich kann beim erstmaligen Öffnen ein unregelmäßiger, teilweise spitz ausgezogener Rand entstehen, der bei

Name	Wirkstoffe	Menge (ml)	Preis (Euro)		
				DDD EDO 2x	DDD
ohne Konservierung					
Duokopt	Timolol/Dorzolamid	2x10	69,96		0,58
Cosopt S	Timolol/Dorzolamid	120x0,2	103,54	0,86	1,73
DorzoComp-Vision sine	Timolol/Dorzolamid	120x0,2	84,00	0,70	1,40
mit Konservierung					
Cosopt	Timolol/Dorzolamid	3x5	77,21		0,85
DorzoComp-Vision	Timolol/Dorzolamid	3x5	54,00		0,60
ohne Konservierung					
Arutimol 0,5 % uno	Timolol	120x0,5	30,77	0,26	0,51
dispatim 0,5 % sine	Timolol	120x0,4	29,24	0,24	0,49
Timo-COMOD 0,5 %	Timolol	2x10	20,52		0,12
TimoEDO 0,5 %	Timolol	120x0,5	30,18	0,25	0,50
Tim-Ophthal 0,5 % sine	Timolol	120x0,5	29,40	0,25	0,49
Timo-Stulln 0,5 % UD	Timolol	120x0,4	26,47	0,22	0,44
mit Konservierung					
Arutimol 0,5 %	Timolol	3x5	17,56		0,19
Timomann 0,5 %	Timolol	3x5	17,40		0,19
Tim-Ophthal 0,5 %	Timolol	3x5	16,73		0,19
Timo-Stulln 0,5 %	Timolol	3x5	15,41		0,17
Timo-Vision 0,5 %	Timolol	3x5	15,41		0,17
mit Konservierung					
Latanomed	Latanoprost	3x2,l	46,33		0,51
Latano-Vision	Latanoprost	3x2,l	45,86		0,51
Xalatan	Latanoprost	3x2,l	67,70		0,75
ohne Konservierung					
Monoprost	Latanoprost	90x0,2	66,99	0,37	0,74

Tab. 6.3: Übersicht über konservierte und unkonservierte Augentropfen mit den entsprechenden Kosten. Quelle Rote Liste 2016.

Kontakt mit dem Auge zu Verletzungen führen kann [46]. Viele Patienten bevorzugen daher reguläre Tropfflaschen gegenüber EDOs [45].

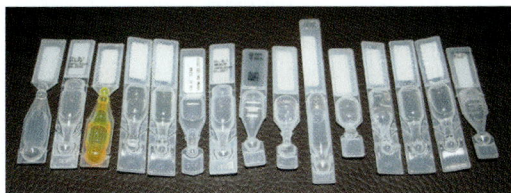

Abb. 6.3: Übersicht zufällig ausgewählter EDOs mit verschiedenen Wirkstoffen.

6.5.2. Luftausgleichsfreies System

Beim Austropfen wird durch Verformen herkömmlicher Tropfflaschen Druck auf den Inhalt ausgeübt, der zum Ausströmen des Inhalts durch die vorgesehene Öffnung führt. Nach dem Austropfen wird der entstehende Unterdruck üblicherweise durch Einstrom von Umgebungsluft ausgeglichen. Dabei kann es zur Kontamination des Flascheninhaltes kommen. Bei einem luftausgleichsfreien System wird die Entstehung eines Unterdruckes durch bleibende Verformung der elastischen Innenwand des Tropfbehälters ausgeglichen. Dadurch wird das Einsaugen von Luft oder Flüssigkeit in die Flasche vermieden und es kann entsprechend auf den Zusatz von Konservierungsmitteln verzichtet werden.

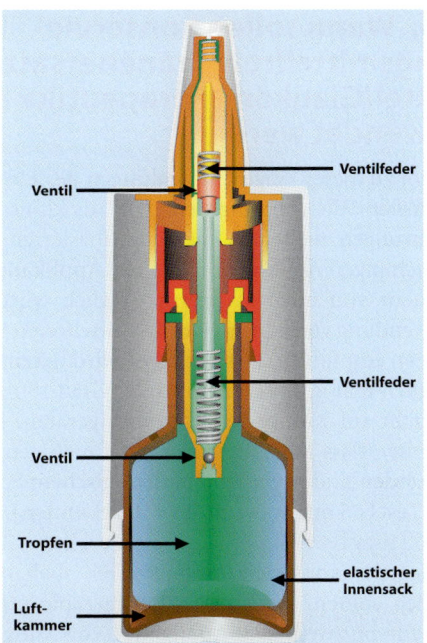

Abb. 6.4: Aufbau eines luftausgleichsfreien Tropfbehälters (COMOD®-System).

6.5.3. Mikrofilter-System

Bei Systemen, die mit Mikrofilter ausgestattet sind, werden sowohl die applizierten Augentropfen als auch evtl. einströmende Luft und Flüssigkeit gefiltert und so eine Kontamination des Flascheninnenraums verhindert.

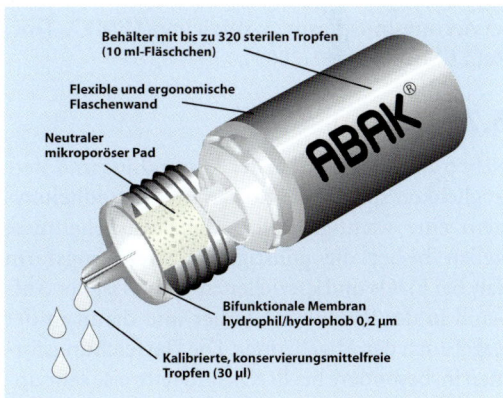

Abb. 6.5: Aufbau des ABAK®-Systems.

Bei allen Systemen, auch den konservierungsmittelhaltigen, kann die Kontamination der äußeren Flasche, insbesondere der Flaschenspitze, jedoch nicht verhindert werden.

6.6. Wann sollen konservierungsmittelfreie Tränenersatzmittel/Glaukomtherapeutika angewendet werden?

Es gibt zu dieser Frage Empfehlungen des *Dry Eye Workshops*, die allerdings lediglich aus klinischen Erfahrungen, nicht aber aus evidenzbasierten Untersuchungen resultieren. Bei einer Applikationsfrequenz von mehr als viermal täglich wird die Verwendung von konservierungsmittelfreien Substanzen empfohlen. Des Weiteren wird bereits bei lediglich mäßig Trockenem Auge (Grad II°) zum Verzicht auf Konservierungsmittel geraten. Dies bedeutet, dass Patienten bereits bei mäßigen Beschwerden und beginnend pathologischem Schirmer Test (<5 mm) oder BUT (<10 Sekunden), also sobald messbare Hinweise auf ein Trockenes Auge vorliegen, konservierungsmittelfrei behandelt werden sollten. Bei einer Monotherapie erfolgt eine ein- bis zweimalige Applikation von Antiglaukomatosa. Bei einer Kombinationstherapie mit Prostaglandinanaloga, Betablocker, Carboanhydrasehemmer und Alphamimetikum wird jedoch bereits 5-mal täglich getropft. Bei zusätzlich bestehender Notwendigkeit zur Applikation von Tränenersatzmitteln ist eine hohe Tropfbelastung eindeutig. Die Europäische Arzneimittelbehörde (EMEA) hat in der bereits erwähnten Stellungnahme zu Konservierungsmitteln in Augentropfen daher empfohlen, bei Patienten mit bekannter Unverträglichkeit und bei Langzeittherapie auf Konservierungsmittel ganz zu verzichten (EMEA, Doc. Ref.: EMEA/622721/2009).

6.7. Kosten

Neben aller Sicherheit in der Anwendung und Verträglichkeit spielen die Kosten im Gesundheitssystem eine wichtige Rolle. Mehrdosisbehältnisse stellen bisher die günstigste Darreichungsform dar. Bei EDOs und speziellen Systemen ist der Aufwand in der Produktion höher und damit in der Regel auch der Abgabepreis. Die Darreichungsformen insbesondere bei EDOs sind teilweise sehr unterschiedlich. Die Anzahl der EDOs im größten Gebinde variiert zwischen 90 und 120, der Inhalt zwischen 0,2 bis 0,5 ml. Dies macht eine einfache Vergleichbarkeit schwierig. Die DDDs (*Defined Daily Dose*) und deren von uns abgeschätzten Kosten, dargestellt in der Tab. 6.3, liegen folgenden Überlegungen zu Grunde: Bei der Behandlung des Glaukoms handelt es sich in der Regel um eine Dauertherapie. Daher wurden die Preise einer Großpackung bei den Mehrfachbehältnissen und der größten Gebinde bei EDOs zu Grunde gelegt. Bei der 5 ml Flasche (2-malige Anwendung täglich) und bei der 2,5 ml Flasche (1-malige Anwendung täglich) ist von einer Haltbarkeit bzw. Entleerung innerhalb von einem Monat (30 Tage), bei EDOs von einer einmaligen Anwendung auszugehen. Aufgrund der Füllmenge und der teilweise vorhanden Wiederverschließbarkeit der EDOs wurde in einer weiteren Spalte die zweimalige Anwendung aus einer Ophthiole zu Grunde gelegt. Das COMOD®- und ABAK®-System bietet pro Flasche eine längere Haltbarkeit und mehr Inhalt an. Das größte Gebinde sind jeweils 2 Flaschen à 10 ml. Bei einer Haltbarkeit von 12 Wochen (84 Tage) und einer angegebene Tropfenmenge von 300 Tropfen pro Flasche können diese bei zweimal täglicher Anwendung für 84 Tage reichen und stellen damit eine günstige Alternative von unkonservierten Augentropfen dar.

6.8. Individuelle Therapie, Compliance und ärztliche Therapiefreiheit

Die Anwendung von verordneter Medikation und die tatsächliche Einnahme durch den Pateinten variieren deutlich. Antiglaukomatosa beeinträchtigen primär die Lebensqualität des Patienten durch die Notwendigkeit regelmäßiger Applikation und der oben geschilderten Nebenwirkungen. Kombinationspräparate und damit eine Reduktion der Zahl erforderlicher Tropfapplikationen erhöhen die Tropf-Compliance. So individuell wie der Patient sind auch die Vorlieben bezüglich der Tropfflasche. Die gedachte Verbesserung einer Therapie durch Umstellung der Tropfen kann durchaus zu einer schlechten Compliance führen, nicht nur weil mancher Tropfen mehr brennt, sondern auch weil die Tropfflasche für den Patienten in der Handhabung ungeeignet ist. Die Therapieempfehlung muss sich daher immer an der gewünschten (z.B. angestrebte Drucksenkung), aber auch an evtl. unerwünschten Wirkungen und Aspekten orientieren, die die Compliance oder Adhärenz beeinflussen. Dies können sein:

- Einschränkungen der Feinmotorik des Patienten (z.B. bei Gicht, Rheuma, Parkinson)
- Einschränkung des Visus
- Gewohnheiten und Vorlieben des Patienten (z.B. bei wechselndem Aussehen und Form von Generika)

Diese Besonderheiten lassen sich besonders gut im Gespräch mit dem Patienten erfassen.

Zusammenfassung

Es bleibt festzuhalten, dass bei Mehrdosisbehältern ohne spezielle Applikationssysteme aufgrund der Kontaminationsgefahr und der daraus potentiell resultierenden schweren Komplikationen die Verwendung von Konservierungsmitteln oder Einmaldosisbehältern indiziert und seit Jahrzehnten gelebte Praxis ist. Die Vor- und Nachteile von Einmaldosisbehältern sind dabei entsprechend individuell abzuwägen. Gemäß den Empfehlungen des *Dry Eye Workshops* (DEWS Report) und der Europäischen Arzneimittelbehörde (EMEA) sollte bei Vorliegen jeglicher objektivierbarer Befunde eines Trockenen Auges oder intensiver chronischer Therapie anderer Erkrankungen weitestgehend auf Konservierungsmittel verzichtet werden.

6.9. Literatur

1. Furrer P, Mayer JM, Gurny R: Ocular tolerance of preservatives and alternatives. Eur J Pharm Biopharm 2002, 53(3):263-280.

2. Kallings L, Ringertz O, Silverstolpe L: Microbial contamination of medical preparations. Acta Pharm Suec 1966, 3:199-213.

3. Feghhi M, Mahmoudabadi AZ, Mehdinejad M: Evaluation of fungal and bacterial contaminations of patient-used ocular drops. Med Mycol 2008, 46(1):17-21.

4. Geyer O, Bottone EJ, Podos SM, Schumer RA, Asbell PA: Microbial contamination of medications used to treat glaucoma. Br J Ophthalmol 1995, 79(4):376-379.

5. Kim MS, Choi CY, Kim JM, Chang HR, Woo HY: Microbial contamination of multiply used preservative-free artificial tears packed in reclosable containers. Br J Ophthalmol 2008, 92(11):1518-1521.

6. Livingstone DJ, Hanlon GW, Dyke S: Evaluation of an extended period of use for preserved eye drops in hospital practice. Br J Ophthalmol 1998, 82(5):473-475.

7. Nentwich MM, Kollmann KH, Meshack J, Ilako DR, Schaller UC: Microbial contamination of multi-use ophthalmic solutions in Kenya. Br J Ophthalmol 2007, 91(10):1265-1268.

8. Rahman MQ, Tejwani D, Wilson JA, Butcher I, Ramaesh K: Microbial contamination of preservative free eye drops in multiple application containers. Br J Ophthalmol 2006, 90(2):139-141.

9. Schein OD, Hibberd PL, Starck T, Baker AS, Kenyon KR: Microbial contamination of in-use ocular medications. Arch Ophthalmol 1992, 110(1):82-85.

10. Tasli H, Cosar G: Microbial contamination of eye drops. Cent Eur J Public Health 2001, 9(3):162-164.

11. Teuchner B, Wagner J, Bechrakis NE, Orth-Holler D, Nagl M: Microbial contamination of glaucoma eyedrops used by patients compared with ocular medications used in the hospital. Medicine (Baltimore) 2015, 94(8):e583.

12. Krishnan T, Sengupta S, Reddy PR, Ravindran RD: Secondary pseudomonas infection of fungal keratitis following use of contaminated natamycin eye drops: a case series. Eye (Lond) 2009, 23(2):477-479.

13. Capriotti JA, Pelletier JS, Shah M, Caivano DM, Ritterband DC: Normal ocular flora in healthy eyes from a rural population in Sierra Leone. Int Ophthalmol 2009, 29(2):81-84.

14. Moeller CT, Branco BC, Yu MC, Farah ME, Santos MA, Hofling-Lima AL: Evaluation of normal ocular bacterial flora with two different culture media. Can J Ophthalmol 2005, 40(4):448-453.

15. Harris MG, Gee A, Kusumoto R, Lee H: Survival of contaminating bacteria in over-the-counter artificial tears. J Am Optom Assoc 1996, 67(11):676-680.

16. Gans O: Grundlagen zur Risikoabschätzung für quaternäre Ammoniumverbindungen. In: . Wien: Umweltbundesamt; 2005.

17. Chen W, Li Z, Hu J, Zhang Z, Chen L, Chen Y, Liu Z: Corneal alternations induced by topical application of benzalkonium chloride in rabbit. PLoS One 2011, 6(10):e26103.

18. Zhang Z, Huang Y, Xie H, Pan J, Liu F, Li X, Chen W, Hu J, Liu Z: Benzalkonium chloride suppresses rabbit corneal endothelium intercellular gap junction communication. PLoS One 2014, 9(10):e109708.

19. Baudouin C: Detrimental effect of preservatives in eyedrops: implications for the treatment of glaucoma. Acta Ophthalmol 2008, 86(7):716-726.

20. de Jong C, Stolwijk T, Kuppens E, de Keizer R, van Best J: Topical timolol with and without benzalkonium chloride: epithelial permeability and autofluorescence of the cornea in glaucoma. Graefes Arch Clin Exp Ophthalmol 1994, 232(4):221-224.

21. Epstein SP, Ahdoot M, Marcus E, Asbell PA: Comparative toxicity of preservatives on immortalized corneal

and conjunctival epithelial cells. J Ocul Pharmacol Ther 2009, 25(2):113-119.

22. Geerling G, Daniels JT, Dart JK, Cree IA, Khaw PT: Toxicity of natural tear substitutes in a fully defined culture model of human corneal epithelial cells. Invest Ophthalmol Vis Sci 2001, 42(5):948-956.

23. Jaenen N, Baudouin C, Pouliquen P, Manni G, Figueiredo A, Zeyen T: Ocular symptoms and signs with preserved and preservative-free glaucoma medications. Eur J Ophthalmol 2007, 17(3):341-349.

24. Yalvac IS, Gedikoglu G, Karagoz Y, Akgun U, Nurozler A, Koc F, Kasim R, Duman S: Effects of antiglaucoma drugs on ocular surface. Acta Ophthalmol Scand 1995, 73(3):246-248.

25. Debbasch C, Brignole F, Pisella PJ, Warnet JM, Rat P, Baudouin C: Quaternary ammoniums and other preservatives' contribution in oxidative stress and apoptosis on Chang conjunctival cells. Invest Ophthalmol Vis Sci 2001, 42(3):642-652.

26. Kasper K, Kremling C, Geerling G: [Toxicity of a new moistening agent and preservative in vitro]. Ophthalmologe 2008, 105(6):557-562.

27. Bron AJ, Daubas P, Siou-Mermet R, Trinquand C: Comparison of the efficacy and safety of two eye gels in the treatment of dry eyes: Lacrinorm and Viscotears. Eye (Lond) 1998, 12 (Pt 5):839-847.

28. Zhu H, Ding A, Bandara M, Willcox MD, Stapleton F: Broad spectrum of antibacterial activity of a new multipurpose disinfecting solution. Eye Contact Lens 2007, 33(6 Pt 1):278-283.

29. Durrie D, Stahl J: A randomized clinical evaluation of the safety of Systane Lubricant Eye Drops for the relief of dry eye symptoms following LASIK refractive surgery. Clin Ophthalmol 2008, 2(4):973-979.

30. Matoba AY, Peterson JR, Wilhelmus KR: Dendritiform Keratopathy Associated with Exposure to Polyquarternium-1, a Common Ophthalmic Preservative. Ophthalmology 2016, 123(3):451-456.

31. Mohamed YH, Uematsu M, Onizuka N, Ueki R, Inoue D, Fujikawa A, Sasaki H, Kitaoka T: Acute Corneal Toxicity of Combined Antiglaucoma Topical Eyedrops. Curr Eye Res 2016, 41(10):1326-1330.

32. Rossi GC, Scudeller L, Rolle T, Pasinetti GM, Bianchi PE: From benzalkonium chloride-preserved Latanoprost to Polyquad-preserved Travoprost: a 6-month study on ocular surface safety and tolerability. Expert Opin Drug Saf 2015, 14(5):619-623.

33. Takahashi N: Cytotoxicity of mercurial preservatives in cell culture. Ophthalmic Res 1982, 14(1):63-69.

34. Tosti A, Tosti G: Thimerosal: a hidden allergen in ophthalmology. Contact Dermatitis 1988, 18(5):268-273.

35. Ayaki M, Yaguchi S, Iwasawa A, Koide R: Cytotoxicity of ophthalmic solutions with and without preservatives to human corneal endothelial cells, epithelial cells and conjunctival epithelial cells. Clin Experiment Ophthalmol 2008, 36(6):553-559.

36. Tripathi BJ, Tripathi RC: Cytotoxic effects of benzalkonium chloride and chlorobutanol on human corneal epithelial cells in vitro. Lens Eye Toxic Res 1989, 6(3):395-403.

37. Mundorf TK, Ogawa T, Inui N, Naka H, Novack GD, Crockett RS: Timolol LA: a double-masked, active-controlled, randomized, crossover, comfort, ocular safety, and systemic bioavailability study in healthy volunteers. Curr Med Res Opin 2005, 21(3):369-374.

38. Collin HB, Carroll N: Ultrastructural changes to the corneal endothelium due to benzalkonium chloride. Acta Ophthalmol (Copenh) 1986, 64(2):226-231.

39. Kaur IP, Lal S, Rana C, Kakkar S, Singh H: Ocular preservatives: associated risks and newer options. Cutan Ocul Toxicol 2009, 28(3):93-103.

40. Noecker R: Effects of common ophthalmic preservatives on ocular health. Adv Ther 2001, 18(5):205-215.

41. Baudouin C: Allergic reaction to topical eyedrops. Curr Opin Allergy Clin Immunol 2005, 5:459-463.

42. Hong J, Bielory L: Allergy to ophthalmic preservatives. Curr Opin Allergy Clin Immunol 2009, 9(5):447-453.

43. Marchese A, Bozzolasco M, Gualco L, Schito GC, Debbia EA: Evaluation of spontaneous contamination of ocular medications. Chemotherapy 2001, 47(4):304-308.

44. Su CY, Yang YC, Peng CF, Hsu YC, Lin CP: Risk of microbial contamination of unit-dose eyedrops within twenty four hours after first opening. J Formos Med Assoc 2005, 104(12):968-971.

45. Spaniol K, Koerschgen L, Sander O, Koegler G, Geerling G: Comparison of application systems for autologous serum eye drops. Curr Eye Res 2014, 39(6):571-579.

46. Solomon A, Chowers I, Raiskup F, Siganos CS, Frucht-Pery J: Inadvertent conjunctival trauma related to contact with drug container tips: a masquerade syndrome. Ophthalmology 2003, 110(4):796-800.

Ergebnisse des Deutschen Registers für Glaukompatienten mit Trockenem Auge

C. Erb

7. Ergebnisse des Deutschen Registers für Glaukompatienten mit Trockenem Auge

7.1. Einführung

Glaukom ist eine chronische progrediente Optikusneuropathie mit typischen strukturellen Auffälligkeiten am Sehnervenkopf und mit funktionellen Defekten im Gesichtsfeld, die im Endstadium zur Erblindung führen können. Es wird geschätzt, dass bis 2020 weltweit 65,5 Millionen Menschen ein Glaukom haben und somit stellt das Glaukom weltweit die zweithäufigste Erblindungsursache dar [1]. Auf der anderen Seite ist das Trockene Auge (TA) eine der Hauptdiagnosen in augenärztlichen Praxen [2]. Sowohl das Glaukom als auch das TA zählen zu den multifaktoriellen Erkrankungen [3,4]. In einer Übersichtsarbeit zur Prävalenz des TA zeigte sich eine große Variation der Prävalenzen, die von <0,1 % bis zu 33 % reichte [5]. Dies war abhängig von den unterschiedlichen Definitionen zum TA. In größeren Studien in den USA und Spanien lagen die altersadjustierten Prävalenzen des TA ab dem 50. Lebensjahr bei 3,9 % bzw. 11,9 % [6,7,8], die ab dem 65. Lebensjahr auf 15-34 % anstieg [9]. Außerdem zeigte sich eine größere Prävalenz des TA bei Frauen als bei Männern.

Da Glaukom und TA in der älteren Bevölkerung häufig vorkommen, war es unsere Absicht an einem großen Patientenkollektiv die Prävalenz des TA bei verschiedenen Glaukomformen zu untersuchen. Deshalb haben wir gemeinsam mit über 900 niedergelassenen Ophthalmologinnen und Ophthalmologen eine bundesweite Studie durchgeführt, an der 20.506 Glaukompatienten auf das TA hin untersucht wurden [10]. Dabei zeigte sich ein TA in 52,6 % aller Glaukompatienten.

7.2. Prävalenz von Begleiterkrankungen

Alle Glaukompatienten wurden nach ihren Begleiterkrankungen gefragt. Unabhängig vom Glaukomtyp kam die arterielle Hypertonie mit 48,1 % am häufigsten vor, gefolgt vom Diabetes mellitus (22,5 %), allgemeinem Sicca-Syndrom (11,3 %) und Adipositas (11,2 %). Insgesamt zeigte sich eine Zunahme des TA, wenn bei einem Glaukompatienten eine weitere Systemerkrankung vorlag. Beispielsweise kam ein TA bei den Glaukompatienten in 75,5 % bei Vorliegen eines generellen Sicca-Syndroms vor, so wie in 68,2 % bei einer Depression, in 66,1 % bei Arthritis und in 65,2 % bei Hauterkrankungen.

7.3. Unterschiede im Geschlecht und Alter

Die Geschlechtsverteilung in der Studienpopulation lag bei 60,9 % Frauen (n=12.493) und 39,1 % Männer (n=8013).

In unserer Studie hatten weibliche Glaukompatienten signifikant häufiger ein TA als die männlichen (56,9 % versus 45,7 %, p<0,0001). Dieses Ergebnis deckt sich mit früheren Studien, die beim TA eine Prädominanz des weiblichen Geschlechtes gefunden haben [5,6,8,11]. Allerdings scheint es in dieser Frage auch eine ethnische Komponente zu geben, da das TA in einer türkischen Studie an Gesunden keinen Geschlechtsunterschied nachweisen konnte [12] und in einer asiatischen Studie Männer häufiger an einem TA litten als Frauen [13].

Bezüglich des Alters konnte in unserer Studie ein Anstieg der Prävalenz des TA mit zunehmendem Alter gezeigt werden, beginnend von 31,3 % TA im Alter unter 40 Jahren auf 61,6 % bei den Patienten mit einem Alter ≥ 90 Jahren. Ab dem Alter von 50 Jahren sind die weiblichen Glaukompatienten durchschnittlich mit 10 % häufiger am TA betroffen als die männlichen.

7.4. Auswirkung der Antiglaukomatosa und der Dauer der Glaukomerkrankung auf die Prävalenz des Trockenen Auges

In Abhängigkeit von der Anzahl der Antiglaukomatosa zeigte sich ein Anstieg des TA. Beim Tropfen eines Antiglaukomatosums kam es in 50,9 % zu einem TA (n=13.474), während beim Tropfen von 4 verschiedenen Tropfen es zu einem TA in 65,3 % (n=118) kam.

Auch die Dauer des Glaukoms spielt für das Auftreten eines TA eine Rolle. Bei Patienten mit einem bekannten Glaukom unter einem Jahr lag das TA bei 45,3 %, das auf 58,9 % anstieg bei Patienten mit einer Glaukomdauer von mehr als 15 Jahren.

Hinzu kommt, dass die Glaukompatienten mit einem TA signifikant mehr lokale Symptome hatten als diejenigen ohne ein TA. Besonders Fremdkörpergefühl (33,5 % vs 2,8 %) und Rotes Auge (33,5 % vs 5,4 %) waren bei den Glaukompatienten mit einem TA 11- bis 12-mal häufiger vertreten. Weitere lokale Beschwerden waren Jucken, Lichtempfindlichkeit, Sehstörung und Schmerzen. Diese Beeinträchtigungen haben einen erheblichen Einfluss auf die Lebensqualität und folglich auf die Compliance der Glaukompatienten, da diese Beschwerden die alltäglichen Aktivitäten erheblich einschränken und zudem das Krankheitsbild Glaukom ständig bewusst werden lassen.

Zusammenfassend zeigen die Daten, dass je länger ein Glaukom besteht und je mehr Augentropfen angewendet werden müssen, die Wahrscheinlichkeit steigt, ein TA mit allen seinen unangenehmen Begleiterscheinungen zu bekommen. Ähnliches wurde in der Studie von Leung [2] gefunden, in der nach Alters- und Geschlechtskorrektur jedes dazugegebene benzalkoniumchloridhaltige Antiglaukomatosum das Auftreten von Lissaminanfärbbaren Oberflächenläsionen am Auge auf das Zweifache ansteigen ließ. Als hauptsächliche Ursache wurde die Akkumulation des Benzalkoniumchlorids in Hornhaut und Bindehaut diskutiert.

7.5. Benzalkoniumchlorid/antiglaukomatöse Wirkstoffe als Cofaktor für das Trockene Auge bei Glaukompatienten

Abgesehen von den unkonservierten Antiglaukomatosa sind die meisten in Deutschland verfügbaren Glaukomtropfen in unterschiedlichem Ausmaß mit Benzalkoniumchlorid (BAC) versehen. Als alternatives Konservierungsmittel kommt Polyquaternium-1 (Polyquad®) zum Einsatz, das zwar zur Gruppe der quartären Ammoniumverbindungen gehört, wie auch BAC, aber durch seine große Molekülgröße nicht durch die menschliche Zellmembran eintreten kann und dadurch weniger lokale Nebenwirkungen aufweist [30]. In früheren Arbeiten wurden bereits die beeinträchtigenden Wirkungen von BAC auf Hornhaut und Bindehaut nachgewiesen [14,15,16,17,18]. In der Bindehaut werden vor allem Entzündungsprozesse ausgelöst, die zu einer Aktivierung von Makrophagen, Lymphozyten, Mastzellen und Fibroblasten führen, wodurch weitreichende Gewebsveränderungen entstehen, wie die Verdichtung von Bindegewebe und sogar eine konjunktivale Metaplasie [19,20,21,22]. In der Hornhaut ist BAC zytotoxisch, führt zu einer Verminderung der Zellproliferationen und Zellvitalität, und erhöht die epitheliale Permeabilität [23,24]. Hinzu kommt eine Störung der Lipidschicht des Tränenfilms [25]. Diese Effekte werden dann noch verstärkt, wenn die Patienten zur Behandlung des TA Tränenersatzmittel tropfen, die ihrerseits BAC beinhalten.

Aber nicht nur BAC hat seine negativen Auswirkungen, auch die Wirksubstanzen selbst können zu cornealen Störungen und zu lymphozytischen Infiltrationen der Bindehaut [26] führen.

Alle diese Auswirkungen begünstigen die lokalen Beschwerden am Auge und reduzieren dem zu Folge erheblich die Compliance [27,28]. Aber nicht nur die Augentropfen, sondern auch das Krankheitsbild Glaukom scheint mit einer Tränenfilmstörung einherzugehen. So konnte Kuppens [15] nachweisen, dass auch in *unbehandelten* Patienten mit einem primären Offenwinkelglaukom die basale Tränensekretion im Vergleich zu gesunden Kontrollpersonen um 27 % reduziert ist.

7.6. Wege zur Verbesserung der Compliance bei Glaukompatienten

Das Wesentlichste bei der Führung von Glaukompatienten ist deren Aufklärung über das Krankheitsbild Glaukom selbst sowie seiner Therapiemöglichkeiten [31], wobei darauf geachtet werden muss, dass die Patienten diese Empfehlungen auch verstehen und nachvollziehen können [32]. Wichtig ist die gegenseitige Rückkopplung von Arzt und Patient und das Ernstnehmen von Beschwerden von Seiten der Ärzte. Das Ignorieren von lokalen Beschwerden und Herunterspielen als Befindlichkeitsstörungen kann die Vertrauensbasis erheblich beeinträchtigen, wenn nicht sogar zerstören. Denn ein chronisches Schmerzen von Augen beeinflusst die Lebensqualität von Patienten derart, dass sie den ärztlichen Therapierichtlinien bei der Behandlung des Glaukoms nicht folgen werden. Dass über 50 % aller Glaukompatienten ein TA haben, wie wir es in unserer Studie zeigen konnten, belegt den hohen Stellenwert des TA im therapeutischen Konzept des Glaukoms. Bei Auftreten von TA- assoziierten Beschwerden während einer Glaukomtherapie sollten zuerst Betablocker auf andere Wirkstoffe umgesetzt werden, da diese durch ihre membranstabilisierenden Eigenschaften die cornealen Nervenfasern anästhesieren und eine negative Rückkopplung der Tränensekretion erzielen. Sollte nach der Umstellung weiterhin ein TA bestehen, sollten unkonservierte Tränenersatzmittel zur Anwendung kommen, um die Anreicherung der Konservierungsmittel in Hornhaut und Bindehaut zu minimieren. Sind auch diese Maßnahmen nicht ausreichend, sind konservierungsmittelfreie Antiglaukomatosa sinnvoll. Meistens lassen sich dadurch viele lokale Beschwerden erheblich reduzieren und die Lebensqualität verbessern. Als letzte Möglichkeit sind operative Eingriffe sinnvoll, um jedwedes Tropfen zu vermeiden.

Zusammenfassung

In einer deutschlandweiten Studie wurde die Prävalenz des Trockenen Auges (TA) an über 20.000 Glaukompatienten untersucht. Hierbei hatten 56,9 % der Frauen und 45,7 % der Männer ein TA, wobei ab dem 60. Lebensjahr mehr als die Hälfte der Patienten klinische Beschwerden hatten. Als häufigste Begleiterkrankung kam die arterielle Hypertonie mit 48,1 % vor, das TA war mit 75,5 % am häufigsten bei den Patienten, die gleichzeitig an einem generellen Sicca-Syndrom (trockener Mund, Nase, Haut) litten. Zudem kam das TA häufiger vor, wenn mehr als 3 oder mehr Antiglaukomatosa verwendet wurden sowie mit zunehmender Dauer des Glaukoms. Diese Beobachtung legt nahe, dass unter anderem auch die Konservierungsmittel, allen voran das Benzalkoniumchlorid, einen Einfluss auf die Entwicklung eines TA haben. Deshalb scheinen bei Glaukompatienten mit einem TA konservierungsmittelfreie Antiglaukomatosa besonders sinnvoll zu sein, um den Circulus vitiosus in der Entwicklung und Aufrechterhaltung eines TA zu durchbrechen und um die Lebensqualität der Glaukompatienten zu verbessern.

7.7. Literatur

1. Kapetanakis VV, Chan MP, Foster PJ, Cook DG, Owen CG, Rudnicka AR. Global variations and time trends in the prevalence of primary open angle glaucoma (POAG): a systematic review and meta-analysis. Br J Ophthalmol. 2016;100:86-93.

2. Leung EW, Medeiros FA, Weinreb RN. Prevalence of ocular surface disease in glaucoma patients. J Glaucoma 2008;17:350-355.

3. Halpern DL, Grosskreutz CL. Glaucomatous optic neuropathy: mechanisms of disease. Ophthalmol Clin North Am 2002;15:61-68.

4. Perry HD. Dry eye disease: Pathophysiology, classification, and diagnosis. Am J Manag Care 2008:14:S79-S87.

5. Pflugfelder SC. Prevalence, burden and pharmacoeconomics of dry eye disease. Am J Manag Care 2008;14: S102-106.

6. Schaumberg DA, Sullivan DA, Buring JE, Dana MR. Prevalence of dry eye syndrome among US women. Am J Ophthalmol 2003;136:318-326.

7. Schaumberg DA, Dana R, Buring JE, Sullivan DA. Prevalence of dry eye disease among US men: estimates from the Physicians´ Health Studies. Arch Ophthalmol 2009; 127:763-768.

8. Viso E, Rodriguez-Ares MT, Gude F. Prevalence of associated factors for dry eye in a Spanish adult population (the Salnes Eye Study). Ophthalmic Epidemiol 2009; 16:15-21.

9. Smith JA, Albietz J, Begley C, Caffery B, Nichols K, Schaumberg D, Schein O. The epidemiology of dry eye disease. Report of the Epidemiology Subcommittee of the International Dry Eye Workshop (2007). Ocul Surf 2007; 5:93-107.

10. Erb C, Gast U, Schremmer D. German register for glaucoma patients with dry eye. I. Basic outcome with respect to dry eye. Graefes Arch Clin Exp Ophthalmol. 2008; 246:1593-601.

11. Brasche S, Bullinger M, Petrovitch A, et al. Self-reported eye symptoms and related diagnostic findings – comparison of risk factor profiles. Indoor Air 2005; 15 suppl 10:56-64.

12. Ozdemir M, Temizdemir H. Age-and Gender-related tear function changes in normal population. Eye 2009 [Epub ahead of print]

13. Tong L, Saw SM, Lamoureux EL, Wang JJ, Rosman M, Tan DT, Wong TY. A questionnaire-based assessment of symptoms associated with tear film dysfunction and lid margin disease in an Asian population. Ophthalmic Epidemiol 2009;16:31-37.

14. Brewitt H. Scanning electron microscopic study on local cornea tolerance of beta-blocker eye drops with and without preservatives. Ophthalmologica 1990; 201:152-61.

15. Kuppens EV, de Jong CA, Stolwijk RT et al. Effect of timolol with and without preservative on the basal tear turnover in glaucoma. Br J Ophthalmol. 1995; 79:339-42

16. Badouin S, Pisella PJ, Fillacier K et al. Ocular surface inflammatory changes induced by topical antiglaucoma drugs: human and animal studies. Ophthalmology 1999; 106:556-63.

17. Pisella PJ, Pouliquen P, Baudouin C. Prevalence of ocular symptoms and signs with preserved and preservative free glaucoma medication Br J Ophthalmol 2002; 86:418-23.

18. Niyadurupola N, Broadway DC. The impact of preservatives on the success rate of glaucoma filtration surgery. View on Glaucoma 2008;3:10-14.

19. Sherwood MB, Grierson I, Millar, L Hitchings RA. Long-term effects of antiglaucoma drugs on the conjunctiva and Tenon's capsule in glaucomatous patients. Ophthalmology 1989; 96:327-35.

20. Broadway DC, Bates AK, Lightman SL et al. The importance of cellular changes in the conjunctiva of patients with uveitic glaucoma undergoing trabeculectomy. Eye 1993; 7:495-501.

21. Baudoin S, Garcher C, Haoat N et al. Expression of inflammatory membrane markers by conjunctival cells in chronically treated patients with glaucoma. Ophthalmology 1994; 101:454-60.

22. Nuzzi R, Vercelli A, Finazzo C, Cracco C. Conjunctiva and subconjunctiva tissue in primary open-angle glaucoma after long-term topical treatment: an immunohistochemical and ultrastructual study. Graefes Arch Clin Exp Ophthalmol. 1995; 233 154-62.

23. Burstein NL. Perservative cytotoxic threshold for benzalkonium chloride and chlorhexidigluconate in cat and rabbit corneas. Invest Opthalmol Vis Sci. 1980; 19:308-13.

24. De Jong C, Solwijk T, Kuppens E, et al. Topical timolol with and without benzalkonium chloride: epithelial permeability and autofluorescence of the cornea in glaucoma. Graefes Arch Clin Exp Ophthalmol. 1994; 232:221-4.

25. Norn MS, Opauszki A. Effects of ophthalmic vehicles on the stability of the precorneal film. Acta Ophthalmol (Copenh). 1977; 55:23-4.

26. Noecker RJ, Herrygers LA, Anwaruddin R. Corneal and conjunctival changes caused by commonly used glaucoma medications. Cornea 2004; 23:490-6.

27. Pisella P-J. Ways to improve patient compliance to glaucoma treatment. View on Glaucoma 2008;3:9-12.

28. Tsai JC, McClure CA, Ramos SE, Schlundt DG, Pichert JW. Compliance barriers in glaucoma: A systematic classification. J Glaucoma. 2003;12:393-8.

29. Tsai JC. Medication adherence in glaucoma: approaches for optimizing patient compliance. Curr Opin Ophthalmol. 2006;17:190-5.

30. Rolando M, Crider JY, Kahook MY. Ophthalmic preservatives: focus on polyquaternium-1. Expert Opin Drug Deliv. 2011;8:1425-38.

31. Feng A, O'Neill J, Holt M, Georgiadis C, Wright MM, Montezuma SR. Success of patient training in improving proficiency of eyedrop administration among various ophthalmic patient populations. Clin Ophthalmol. 2016; 10;10:1505-11.

32. Williams AM, Muir KW, Rosdahl JA. Readability of patient education materials in ophthalmology: a single-institution study and systematic review. BMC Ophthalmol. 2016 Aug 3;16:133.

Das PEX-Glaukom als Musterbeispiel eines Glaukoms mit Sicca-Symptomatik

U. Schlötzer-Schrehardt, A. Jünemann

8. Das PEX-Glaukom als Musterbeispiel eines Glaukoms mit Sicca-Symptomatik

8.1. Hintergrund

Das Pseudoexfoliations (PEX)-Glaukom ist die mit Abstand wichtigste und häufigste Form der Sekundärglaukome, die etwa 20 % aller Offenwinkelglaukome weltweit ausmacht, etwa 40-50 % der operativ behandelten Glaukompatienten betrifft, und gegenwärtig die häufigste identifizierbare Glaukomursache überhaupt darstellt [1]. Aufgrund akuter Drucksteigerungen, starker Druckschwankungen, rapider Papillenschädigungen und rasch progredienter Gesichtsfeldausfälle gilt das PEX-Glaukom als besonders ernste hypertensive Glaukomform mit relativ schlechter Prognose, die aufgrund hoher Behandlungskosten pro Patient und Jahr auch von erheblicher sozioökonomischer Bedeutung ist [2].

Das dem PEX-Glaukom zugrunde liegende Krankheitsbild, das PEX-Syndrom, ist eine in der älteren Bevölkerung relativ weit verbreitete (ca. 10 % der über 60-Jährigen), generalisierte Erkrankung des Bindegewebes, die zu progressiven Ablagerungen eines abnormalen extrazellulären Matrixprodukts (PEX-Material) in intra- und extraokulären Geweben führt. Progressive Ablagerungen der charakteristischen PEX-Fibrillen im Trabekelwerk tragen wesentlich zur Entstehung des therapeutisch schwer zu beherrschenden PEX-Glaukoms bei. Erhöhte Konzentrationen fibrogener Wachstumsfaktoren, verminderte Aktivitäten proteolytischer Enzyme, subklinische entzündliche Prozesse sowie vermehrter oxidativer Stress sind an diesem abnormalen Matrixprozess, der Sonderform einer Elastose, kausal beteiligt [3]. Ätiologisch scheint dieser fibrotische Prozess aus einem Zusammenspiel genetischer und umweltbedingter Faktoren im Sinne einer komplexen Erkrankung zu resultieren. Neueste genetische Studien konnten signifikante Assoziationen von PEX-Patienten mit Polymorphismen im Gen für LOXL1 (Lysiloxidase-like 1), einem Schlüsselenzym der Elastogenese, aufzeigen [4,5]. Man geht aber davon aus, dass neben dieser genetischen Prädisposition noch weitere genetische und vor allem exogene Faktoren als pro-fibrotische Trigger nötig sind, um den Matrixprozess zu aktivieren. Hierfür werden vor allem UV-Exposition, oxidativer Stress, hoher Kaffeekosum und ein Folsäuremangel als PEX-relevante umweltbedingte Risikofaktoren angesehen [6].

Galt das PEX-Syndrom lange Zeit als spezifische Erkrankung des vorderen Augenabschnitts, so ist es heute als generalisierter Prozess der extrazellulären Matrix etabliert. Systemische Ablagerungen des charakteristischen PEX-Materials können in periokulären Geweben und in der Haut, in Gefäßwänden und in zahlreichen Organsystemen, z.B. in Lunge, Leber und Myokard, mittels Elektronenmikroskopie oder spezifischen immunhistochemischen Markern nachgewiesen werden [7,8]. Obwohl die klinischen Konsequenzen dieser systemischen Ablagerungen noch nicht ausreichend bekannt sind, spricht eine wachsende Anzahl von Studien für eine Assoziation des PEX-Syndroms mit kardio- und zerebrovaskulären Erkrankungen, wie z.B. transienten ischämischen Attacken, Myokardinfarkt und Schlaganfall, abdominalen Aortenaneurysmen und Morbus Alzheimer [3]. Eine moderate Hyperhomocysteinämie, die wiederum mit verminderten Plasmaspiegeln von Vitamin B6, B12 und Folsäure zusammenhängen könnte, wurde als mögliche Ursache für ein erhöhtes vaskuläres Risiko bei PEX-Patienten vermutet [9].

8.2. Beteiligung der Konjunktiva am PEX-Prozess

In Übereinstimmung mit den systemischen Befunden konnte bereits früh eine charakteristische Beteiligung der Konjunktiva am PEX-Prozess nachgewiesen werden. Ablagerungen des typischen PEX-Materials wurden in der Conjunctiva bulbi und Conjunctiva palpebrae sowie in der Tenon'schen Kapsel, nicht nur bei Augen mit manifestem PEX-Syndrom [10-14], sondern auch bei klinisch nicht-involvierten Partneraugen bei einseitiger Ausprägung [15,16], mittels elektronenmikroskopischer Methodik identifiziert. Die PEX-Fibrillen werden im Allgemeinen im konjunktivalen Stroma, in enger Assoziation mit elastischen und kollagenen Fasern, stromalen Fibroblasten und Blutgefäßen, abgelagert (☞ Abb. 8.1), können aber gelegentlich auch in unmittelbar subepithelialer Lokalisation vorkommen [16]. Darüber hinaus konnten sogar bei der Mehrheit der Augen mit "Verdacht auf PEX", die zwar Pigmentanomalien, aber keine biomikroskopisch sichtbaren PEX-Ablagerungen im vorderen Augensegment aufwiesen, typische PEX-Aggregate in der Bindehaut identifiziert werden [17]. Diese Beobachtungen lassen vermuten, dass die extraokulären Manifestationen den klinisch sichtbaren intraokulären PEX-Ablagerungen vorausgehen können, und dass die elektronenmikroskopische Analyse konjunktivaler Biopsien ein ideales Instrument für die Diagnosesicherung darstellt. So konnte beispielsweise die Untersuchung konjunktivaler Biopsien eine Frühdiagnose bei Nachkommen von Patienten mit manifestem PEX-Syndrom ermöglichen [18].

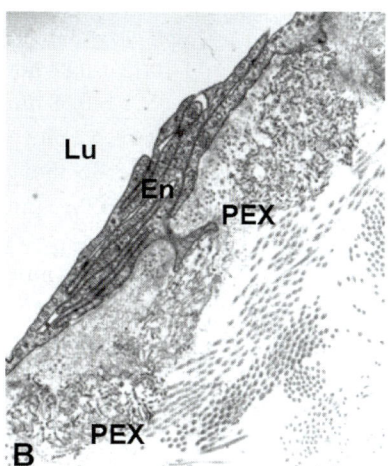

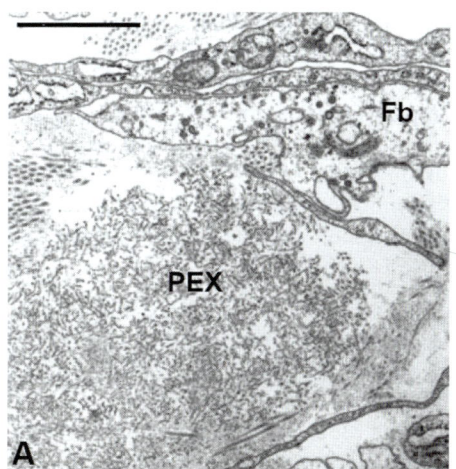

Abb. 8.1: Elektronenmikroskopische Identifizierung von PEX-Material in der Konjunktiva. **A:** Assoziation der PEX-Fibrillen mit stromalen Fibroblasten (Fb). **B:** Perivaskuläre Akkumulation der PEX-Fibrillen (En = Endothel; Lu = Lumen) (Vergrößerungsbalken = 2,5 µm).

Neben diesen histopathologischen Befunden wurden auch Fluoreszein-angiographische Anomalien der konjunktivalen Gefäße, z.B. Neovaskularisationen, bei Patienten mit PEX-Glaukom dokumentiert [18]. Diese Befunde legten die Vermutung nahe, dass die Beteiligung der Bindehaut am PEX-Prozess auch einen Einfluss auf die Funktion und Zusammensetzung des Tränenfilms, vor allem der Muzin-Schicht, bei PEX-Patienten haben könnte, da diese hauptsächlich von den Becherzellen, teilweise auch von den Epithelzellen der Bindehaut gebildet wird.

8.3. Tränenfunktion bei PEX-Syndrom/Glaukom

Das Trockene Auge wird im Allgemeinen als Erkrankung des Tränenfilms definiert, die durch Tränenmangel oder Tränenfilminstabilität zu einer gesteigerten Verdunstung und zu einer Schädigung der Augenoberfläche führt [20]. Bei Patienten mit PEX-Syndrom und PEX-Glaukom konnten sowohl eine verminderte Tränenproduktion, als Ausdruck einer Störung der wässrigen Phase, als auch eine Instabilität des Tränenfilms, als Ausdruck einer Störung der Muzin-Schicht, dokumentiert werden. Tabelle 8.1 zeigt eine Übersicht über die hierzu publizierten Studien.

Der erste Hinweis auf eine bei PEX-Patienten vorliegende Störung der Tränenfunktion wurde von

Patienten	Schirmer-Test	TFBUT	Referenz
PEXS/PEXG (57)	10,13 ± 0,88 mm	6,91 ± 0,72 s	Kozobolis et al. 1999
Kontrollen (60)	12,75 ± 0,58 mm	12,75 ± 0,5 s	[21]
PEXS (40)	10,6 ± 4,2 mm	8,6 ± 2,4 s	Kozobolis et al. 2004
Kontrollen (40)	13,4 ± 4,9 mm	12,3 ± 5,5 s	[22]
PEXS (40)	11,45 ± 2,52 mm	7,64 ± 2,37 s	Detorakis et al. 2005
Kontrollen (38)	14,27 ± 1,18 mm	12,43 ± 3,14 s	[23]
PEXS (48)	9,04 ± 4,60 mm	7,39 ± 4,82 s	Erdogan et al. 2006
PEXG (45)	7,82 ± 3,56 mm	5,91 ± 3,27 s	[24]
Kontrollen (50)	12,50 ± 5,25 mm	10,96 ± 3,81 s	
PEXS (80)	10,00 ± 4,00 mm	8,00 ± 3,00 s	Akdemir et al. 2016
PEXG (28)	9,00 ± 3,00 mm	8,00 ± 3,00 s	[25]
Kontrollen (130)	12,00 ± 4,00 mm	11,00 ± 2,00 s	

Tab. 8.1: Übersicht über die publizierten Studien zum Zusammenhang zwischen PEX-Syndrom/Glaukom und Tränenfunktion.

Kozobolis et al. [21] erbracht, die bei 57 Patienten mit PEX-Syndrom oder neu diagnostiziertem, unbehandeltem PEX-Glaukom und bei 60 altersentsprechenden Kontrollpatienten ohne PEX die Tränenbasissekretion mittels Schirmer-Test nach Tropfanästhesie der Bindehaut und die Tränenfilmaufreißzeit (TFBUT) als Maß für die Tränenfilmstabilität analysierten. Sowohl Schirmer-Test als auch TFBUT waren bei PEX-Patienten im Vergleich mit der Kontrollgruppe signifikant erniedrigt (☞ Tab. 8.1). Der Unterschied zwischen PEX- und Kontrollaugen war deutlicher bei männlichen als bei weiblichen PEX-Patienten. Weiterhin war die Alterskorrelation beider Messparameter in der PEX-Gruppe stärker ausgeprägt als in der Kontrollgruppe. Patienten mit unilateraler PEX-Manifestation zeigten einen niedrigeren Schirmer-Test-Score am PEX-positiven Auge im Vergleich zum nicht-beteiligten Partnerauge, aber keine seitenspezifischen Unterschiede hinsichtlich der Aufrisszeit. Als wichtiger Befund ist zu werten, dass keine signifikanten Unterschiede zwischen PEX-Patienten ohne und mit Glaukom bestanden, so dass die basale PEX-assoziierte Störung der Tränenfunktion unabhängig von der Glaukomentwicklung zu sein scheint.

Weitere prospektive Studien konnten dann in der Folge eine signifikant niedrigere Tränenproduktion (Schirmer-Test) und Tränenfilmaufreißzeit (TFBUT) bei Patienten mit PEX-Syndrom und PEX-Glaukom im Vergleich mit altersentsprechenden Kontrollpatienten durchwegs bestätigen (☞ Tab. 8.1) [22-25]. Insbesondere die mittleren TFBUT-Scores lagen bei allen Studien weit unter dem Normwert von mindestens 10 Sek. und können damit als pathologisch angesehen werden. Auch wenn die Funktionsstörungen bei Glaukompatienten verstärkt auftraten, waren die Unterschiede zwischen PEX-Syndrom und PEX-Glaukom statistisch nicht signifikant [24,25]. Auch konnte keine Korrelation zwischen Tränenfilmstörung und zentraler Hornhautdicke (CCT) beobachtet werden [25].

Schließlich war auch die Osmolarität des Tränenfilms, ein zunehmend wichtigerer Parameter in der Diagnostik trockener Augen, bei Patienten mit PEX-Syndrom (306,3 ± 6,6 mOsm/l) gegenüber normalen Probanden (298,7 ± 7,8 mOsm/l) signifikant erhöht [25].

Um eine Erklärung für die erniedrigten TFBUT-Werte bei PEX-Patienten zu finden, wurde die Morphologie der Bindehaut, insbesondere im Hinblick auf die Dichte der Becherzellen, mittels invasiver oder nicht-invasiver Methodik untersucht. Erdogan und Mitarbeiter [24] verwendeten die Methode der konjunktivalen Impressionszytologie nach Nelson [27] zur Untersuchung des oberflächlichen Bindehautepithels. Hierfür wurden von 45 Patienten mit neu diagnostiziertem, unbehandeltem PEX-Glaukom, 48 Patienten mit PEX-Syndrom und 50 gesunden Kontrollpersonen entsprechenden Alters Epithelzellen von der temporalen und nasalen Conjunctiva bulbi in einem Abstand von 5 mm vom Limbus gewonnen.

Die Auswertung der Abklatsch-Präparate beinhaltete verschiedene Kriterien, wie Becherzellzahl und Veränderungen der Zell- und Kernmorphologie, die in 4 Schweregrade (IC-Scores 0-III) unterteilt wurden. Dabei zeigte sich, dass die IC-Scores bei PEX-Syndrom (Grad 0: 6,3 % und Grad III: 31,2 %) und PEX-Glaukom (Grad 0: 6,7 % und Grad III: 40 %) signifikant höher waren als die der Kontrollgruppe (Grad 0: 38,0 % und Grad III: 6,0 %), aber keine statistisch signifikanten Unterschiede zwischen PEX-Syndrom und PEX-Glaukom bestanden. Die Abnahmelokalisation (nasal, temporal) hatte keinen Einfluss auf die Ergebnisse.

Obwohl eine weitere histopathologische Analyse konjunktivaler Biopsate, die von 40 PEX- und 40 Kontrollpatienten im Rahmen von Kataraktoperationen gewonnen wurden, keine Unterschiede in der Anzahl der Becherzellen finden konnte, zeigten sich deutliche qualitative Veränderungen in der Beschaffenheit der intrazellulären Sekretgranula bei den PEX-Proben [22]. Die bei PEX-Patienten pathologisch erniedrigten TFBUT-Werte könnten demnach entweder auf eine Reduktion oder eine Dysfunktion der konjunktivalen Becherzellen und eine damit einhergehende Störung der Muzin-Phase zurückzuführen sein.

Da Tränenfilmstörungen häufig mit Veränderungen der Hornhautsensibilität assoziiert sind, führten Detorakis et al. [23] bei 40 PEX- und 38 Kontrollpatienten eine Hornhautsensibilitätsprüfung mittels eines Cochet-Bonnet-Ästhesiometers durch und fanden signifikant herabgesetzte Werte in der PEX-Gruppe (4,54 ± 0,23 cm) im Vergleich mit der Kontrollgruppe (5,73 ± 0,44 cm).

Interessant sind schließlich auch die Befunde von Martone und Mitarbeitern [28], die mittels in vivo konfokaler Mikroskopie (HRT II Rostock Cornea Modul) der Hornhaut überproportional viele dendritische Zellen in der basalen Schicht des Hornhautepithels bei PEX-Patienten beobachteten. Dendritische Zellen weisen auf entzündliche Prozesse an der Augenoberfläche hin, die ursächlich an der Entstehung der Sicca-Symptomatik beteiligt sind.

8.4. Zusammensetzung der Tränenflüssigkeit bei PEX-Syndrom/Glaukom

Störungen der Tränenfunktion gehen häufig auch mit Veränderungen in der Zusammensetzung der Tränenflüssigkeit einher, die u.a. Immunglobuline, Komplementfaktoren, Enzyme und Zytokine enthält, und die einen unmittelbaren Einfluss auf die Integrität der Augenoberfläche hat. Die Zusammensetzung der Tränenflüssigkeit bei PEX-Patienten wurde bislang kaum analysiert, zeigte jedoch in einer Studie eine signifikante Erhöhung PEX-spezifischer Proteine, wie Kollagen Typ IX, obwohl sich die Gesamtproteinkonzentration bei PEX-Patienten (1,159 ± 0,63 mg/ml) nicht signifikant von Kontrollpatienten (0,921 ± 0,52 mg/ml) unterschied [29].

Signifikant erhöhte Homocystein-Spiegel wurden nicht nur in Plasma und Kammerwasser, sondern auch in der Tränenflüssigkeit von PEX-Glaukompatienten (237 ± 133 nmol/l) im Vergleich mit Kontrollpatienten (128 ± 54 nmol/l) gemessen (☞ Abb. 8.2A) [30]. Nur bei PEX-Patienten bestand eine Korrelation der Homocystein-Konzentrationen in der Tränenflüssigkeit mit den erhöhten Homocystein- und den erniedrigten Vitamin B12-Konzentrationen im Serum (☞ Abb. 8.2B). Die erhöhten Homocystein-Konzentrationen könnten in der Tat einen Risikofaktor für die PEX-assoziierten Tränenfilmstörungen bilden, da die Autoren in einer Folgestudie einen deutlichen Zusammenhang zwischen erhöhten Homocysteinwerten in der Tränenflüssigkeit und einer Sicca-Symptomatik bei Patienten mit primärem Offenwinkelglaukom nachweisen konnten [31]. Homocystein kann die Expression von Matrixmetalloproteinasen (MMPs), Wachstumsfaktoren, proinflammatorischen Zytokinen und anderen Faktoren, die in die Pathophysiologie des Trockenen Auges involviert sind, induzieren [32]. In der Tat konnten Zimmermann und Erb [33] in einer Pilotstudie erhöhte Konzentrationen von MMP-9, einem zentralen Entzündungsmarker, im Tränenfilm von PEX-Patienten im Vergleich mit gesunden Probanden nachweisen. Hierfür verwendeten sie einen neuen, einfach und schnell durchzuführenden Immunoassay (RPS InflammaDry Detector™), der eine Spezifität und Sensitivität von 80 % ergab und somit einen praktischen Test zur

Messung inflammatorischer Aktivität an der Augenoberfläche darstellt.

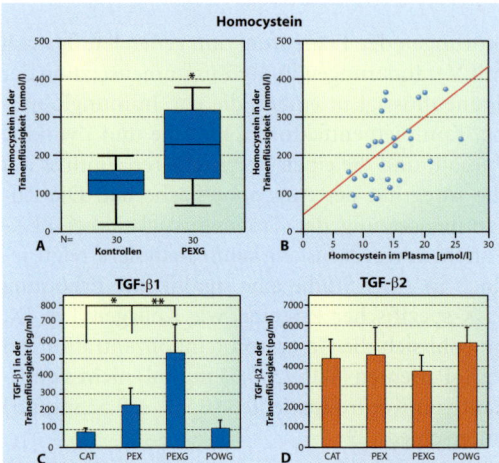

Abb. 8.2: Veränderungen in der Zusammensetzung der Tränenflüssigkeit bei PEX. **A:** Boxplot-Diagramm der Homocystein-Konzentrationen in der Tränenflüssigkeit von Patienten mit PEX-Glaukom und Kontrollen (*p<0,001). **B:** Streudiagramm der Korrelation zwischen Homocystein-Konzentrationen in Tränenflüssigkeit und Plasma bei PEX-Glaukompatienten (r=0,438; p=0,015). **C+D:** Konzentrationen von TGF-β1 und TGF-β2 (Mittelwerte ± Standardabweichung) in der Tränenflüssigkeit von Patienten mit Katarakt (CAT), PEX-Syndrom (PEX), PEX-Glaukom (PEXG) und primärem Offenwinkelglaukom (POWG) (*p<0,05; **p<0,001).

Zu den Wachstumsfaktoren, die bei Trockenem Auge nachweislich in der Tränenflüssigkeit erhöht sind, zählen der Nervenwachstumsfaktor (NGF) und *Transforming Growth Factor* TGF-β1 [34]. In einer Pilotstudie konnten wir vor allem signifikant erhöhte Konzentrationen von TGF-β1 in der basalen unstimulierten Tränenflüssigkeit von jeweils 15 Patienten mit PEX-Syndrom (236 pg/ml) und PEX-Glaukom (533 pg/ml) im Vergleich zu Kontrollpatienten mit Katarakt (79 pg/ml) nachweisen (☞ Abb. 8.2C,D) [Kottler et al. Abstrakt EVER 2003]. Da TGF-β1 inhibitorisch auf die Proliferationsaktivität der Limbusstammzellpopulation wirkt, könnten die erhöhten Werte die Integrität der Augenoberfläche negativ beeinflussen und die Regeneration des Oberflächenepithels verschlechtern.

8.5. Trockenes Auge bei PEX-Syndrom/Glaukom

Störungen der Tränenfunktion prädisponieren zum klinischen Krankheitsbild des Trockenen Auges. In Bestätigung der bisherigen Evidenzlage zu Tränenfilmstörungen bei Patienten mit PEX-Syndrom/Glaukom konnte kürzlich in einer deutschlandweiten epidemiologischen Studie, die den Zusammenhang zwischen verschiedenen Glaukomformen und Trockenem Auge bei über 20.000 Patienten aus mehr als 900 Behandlungszentren analysierte, eine signifikante Assoziation von PEX-Glaukom mit Trockenem Auge dokumentiert werden [35]. Obwohl das PEX-Glaukom in dieser Studie mit 5,2 % nur einen relativ geringen Anteil an der Gesamt-Glaukompopulation ausmachte, war die Assoziation mit Trockenem Auge in dieser Glaukomgruppe mit ca. 61 % am höchsten (POWG-Patienten: 52 %). Diese Zahlen belegen eindrucksvoll die hohe Koinzidenz von PEX-Glaukom mit einer Sicca-Symptomatik. Eine signifikante Assoziation von PEX-Syndrom mit Trockenem Auge (Odds Ratio = 4,04) konnte auch in einer großen bevölkerungsbasierten Studie an 1155 Personen über 40 Jahre aus Spanien bestätigt werden [36].

Zusammenfassung

Eine wachsende Anzahl klinischer, histopathologischer und epidemiologischer Studien liefert überzeugende Belege für eine Assoziation von PEX mit einer Sicca-Symptomatik. Diese umfasst (1) verringerten Schirmer-Test und eine verkürzte Tränenfilmaufreißzeit, (2) reduzierte Becherzellzahl und veränderte Becherzellmorphologie, (3) herabgesetzte Hornhautsensibilität, (4) vermehrt dendritische Zellen im Oberflächenepithel und (5) biochemische Veränderungen der Tränenflüssigkeit. Obwohl die Symptomatik bei Glaukompatienten, vermutlich aufgrund der antiglaukomatösen Medikamentierung, verstärkt auftritt, zeigt die basale Tränenfilmstörung keine signifikanten Unterschiede bei PEX-Patienten mit und ohne Glaukom, was für einen direkten Einfluss des zugrunde liegenden PEX-Prozesses auf die Sicca-Symptomatik spricht.

Die möglichen Ursachen für die Beeinträchtigung der basalen Tränenfunktion bei PEX-Patienten sind vielfältig. Ein naheliegender Risikofaktor ist die frühzeitige Beteiligung der Bindehaut am PEX-Prozess, die mit stromalen, perivaskulären und subepithelialen Akkumulationen des abnormalen PEX-Materials und subklinischen chronisch-entzündlichen Prozessen einhergeht, denn Oberflächenepithel und Gefäßsystem sind, wenn auch in geringem Masse, an der Produktion der Tränenflüssigkeit mitbeteiligt. Weitere mögliche Ursachen betreffen PEX-assoziierte Faktoren, wie ein erhöhter Augeninnendruck, der zu Dysfunktionen des autonomen Nervensystems führen könnte, oder Veränderungen des Vitamin-Status, die sich auf die Muzin-Phasenfunktion auswirken könnten.

Für die klinische Praxis gilt es zu berücksichtigen, dass die basale Tränenfilmstörung bei PEX-Patienten zur Entwicklung eines Trockenen Auges prädisponiert und bei der Mehrheit der PEX-Glaukompatienten verstärkt auftreten kann, vor allem unter Gabe von Betablockern, die die Tränensekretion reduzieren. Da Konservierungsstoffe, wie Benzalkoniumchlorid, die Tränenfilmstabilität zusätzlich herabsetzen, wird empfohlen, möglichst konservierungsmittelfreie Glaukompräparate einzusetzen.

8.6. Literatur

1. Ritch R, Schlötzer-Schrehardt U. Exfoliation syndrome. Surv Ophthalmol 2001; 45: 265-315

2. Schlötzer-Schrehardt U, Naumann GOH. Pseudoexfoliations-Syndrom/Glaukom: Pathogenese, Diagnostik und Therapie. Zeitschrift für Praktische Augenheilkunde und Ärztliche Fortbildung 2008; 29: 525-539

3. Schlötzer-Schrehardt U, Naumann GOH. Perspective - Ocular and systemic pseudoexfoliation syndrome. Am J Ophthalmol 2006; 141: 921-937

4. Thorleifsson G, Magnusson KP, Sulem P, Walters GB, Gudbjartsson DF, Stefansson H, Jonsson T, Jonasdottir A, Jonasdottir A, Stefansdottir G, Masson G, Hardarson GA, Petursson H, Arnarsson A, Motallebipour M, Wallerman O, Wadelius C, Gulcher JR, Thorsteinsdottir U, Kong A, Jonasson F, Stefansson K. Common sequence variants in the LOXL1 gene confer susceptibility to exfoliation glaucoma. Science 2007; 317: 1397-400

5. Pasutto F, Krumbiegel M, Mardin CY, Paoli D, Lämmer R, Weber BHF, Kruse FE, Schlötzer-Schrehardt U, Reis A. Association of *LOXL1* common sequence variants in German and Italian patients with pseudoexfoliation syndrome and pseudoexfoliation glaucoma. Invest Ophthalmol Vis Sci 2008; 49: 1459-1463

6. Pasquale LR, Kang JH, Wiggs JL. Consideration for gene-environment interactions as novel determinants of exfoliation syndrome. Int Ophthalmol Clin. 2014; 54: 29-41

7. Küchle M, Schlötzer-Schrehardt U, Naumann GOH. Occurrence of pseudoexfoliative material in parabulbar structures in pseudoexfoliation syndrome. Acta Ophthalmol Scand 1991; 69: 124-130

8. Schlötzer-Schrehardt U, Koca M, Naumann GOH, Volkholz H: Pseudoexfoliation syndrome: ocular manifestation of a systemic disorder? Arch Ophthalmol 110,1992:1752-1756

9. Roedl JB, Bleich S, Reulbach U, Rejdak R, Naumann GOH, Kruse FE, Schlötzer-Schrehardt U, Kornhuber J, Jünemann AGM. Vitamin deficiency and hyperhomocysteinemia in pseudoexfoliation glaucoma. J Neural Transm 2007; 114: 571-575

10. Ringvold A. Electron microscopy of the limbal conjunctiva in eyes with pseudo-exfoliation syndrome (PE syndrome). Virchows Arch A Pathol Anat 1972; 355: 275-283

11. Ringvold A. On the occurrence of pseudo-exfoliation material in extrabulbar tissue from patients with pseudoexfoliation syndrome of the eye. Acta Ophthalmol 1973; 51: 411-418

12. Streeten BW, Bookman L, Ritch R, Prince AM, Dark AJ. Pseudoexfoliative fibrillopathy in the conjunctiva. A relation to elastic fibers and elastosis. Ophthalmology 1987; 94: 1439-1449

13. Roh YB, Ishibashi T, Ito N, Inomata H. Alteration of microfibrils in the conjunctiva of patients with exfoliation syndrome. Arch Ophthalmol 1987; 105: 978-982

14. Amari F, Umihira J, Nohara M, Nagata S, Usuda N, Segawa K, Yoshimura N. Electron microscopic immunohistochemistry of ocular and extraocular pseudoexfoliative material. Exp Eye Res 1997; 65: 51-56

15. Speakman JS, Ghosh M. The conjunctiva in senile lens exfoliation. Arch Ophthalmol 1976; 94: 1757-1759

16. Parekh P, Green WR, Stark WJ, Akpek EK. Electron microscopic investigation of the lens capsule and conjunctival tissues in individual with clinically unilateral pseudoexfoliation syndrome. Ophthalmology 2008; 115: 614-619

17. Prince AM, Streeten BW, Ritch R, Dark AJ, Sperling M. Preclinical diagnosis of pseudoexfoliation syndrome. Arch Ophthalmol 1987; 105: 1076-1082

18. Oliveira C, Schlötzer-Schrehardt U, Vieira G, Liebmann J, Ritch R. Early diagnosis of exfoliation syndrome in the offspring of affected patients. Acta Ophthalmol Scand 2006; 84: 512-515

19. Laatikainen L. Fluorescein angiographic studies of the peripapillary and perilimbal regions in simple, cap-

sular and low-tension glaucoma. Acta Ophthalmol Suppl 1971; 111: 3-83

20. Lemp MA. Advances in understanding and managing dry eye disease. Am J Ophthalmol 2008;146: 350-356

21. Kozobolis VP, Detorakis ET, Tsopakis GM, Pallikaris IG. Evaluation of tear secretion and tear film stability in pseudoexfoliation syndrome. Acta Ophthalmol Scand 1999; 77: 406-409

22. Kozobolis VP, Christodoulakis EV, Naoumidi II, Siganos CS, Detorakis ET, Pallikaris IG. Study of conjunctival goblet cell morphology and tear film stability in pseudoexfoliation syndrome. Graefe's Arch Clin Exp Ophthalmol 2004; 242: 478-483

23. Detorakis ET, Koukoula S, Chrisohoou F, Konstas AG, Kozobolis VP. Central corneal mechanical sensitivity in pseudoexfoliation syndrome. Cornea 2005; 24: 688-691

24. Erdogan H, Arici DS, Toker MI, Arici MK, Fariz G, Topalkara A. Conjunctival impression cytology in pseudoexfoliative glaucoma and pseudoexfoliation syndrome. Clin Exp Ophthalmol 2006; 34: 108-113

25. Akdemir MO, Kirgiz A, Ayar O, Kaldirim H, Mert M, Cabuk KS, Taskapili M. The Effect of Pseudoexfoliation and Pseudoexfoliation Induced Dry Eye on Central Corneal Thickness. Curr Eye Res. 2016; 41: 305-310

26. Öncel BA, Pinarci E, Akova YA. Tear osmolarity in unilateral pseudoexfoliation syndrome. Clin Exp Optom. 2012; 95: 506-509

27. Nelson J, Harverner V, Cameron J. Cellulose acetate impressions of the ocular surface: dry eye states. Arch Ophthalmol 1983; 101: 1869-1872

28. Martone G, Casprini F, Traversi C, Lepri F, Pichierri P, Caporossi A. Pseudoexfoliation syndrome: in vivo confocal microscopy analysis. Clin Exp Ophthalmol 2007; 35: 582-585

29. Assouti M, Vynios DH, Anagnostides ST, Papadopoulos G, Georgakopoulos CD, Gartaganis SP. Collagen type IX and HNK-1 epitope in tears of patients with pseudoexfoliation syndrome. Biochim Biophys Acta 2006; 1762: 54-58

30. Roedl JB, Bleich S, Reulbach U, Rejdak R, Kornhuber J, Kruse FE, Schlötzer-Schrehardt U, Jünemann AG. Homocysteine in tear fluid of patients with pseudoexfoliation glaucoma. J Glaucoma 2007; 16: 234-239

31. Roedl JB, Bleich S, Schlötzer-Schrehardt U, von Ahsen N, Kornhuber J, Naumann GOH, Kruse FE, Jünemann AGM. Increased homocysteine levels in tear fluid of patients with primary open-angle glaucoma. Ophthalmic Res 2008; 40: 249-256

32. Luo L, Li DQ, Doshi A, Farley W, Corrales RM, Pflugfelder SC: Experimental dry eye stimulates production of inflammatory cytokines and MMP-9 and activates MAPK signaling pathways on the ocular surface. Invest Ophthalmol Vis Sci 2004; 45: 4293–4301

33. Zimmermann N, Erb C. Immunoassay for matrix metalloproteinase-9 in the tear film of patients with pseudoexfoliation syndrome - a pilot study. Klin Monbl Augenheilkd. 2013; 230: 804-807

34. Liu Q, McDermott AM, Miller WL. Elevated nerve growth factor in dry eye associated with established contact lens wear. Eye Contact Lens 2009; 35: 232-237

35. Erb C, Gast U, Schremmer D. German register for glaucoma patients with dry eye. I. Basic outcome with respect to dry eye. Graefes Arch Clin Exp Ophthalmol 2008; 246: 1593-1601

36. Viso E, Gude F, Rodríguez-Ares MT. The association of meibomian gland dysfunction and other common ocular diseases with dry eye: a population-based study in Spain. Cornea. 2011; 30:1-6

Bedeutung und Verfügbarkeit von unkonservierten Augentropfen

E. M. Messmer

9. Bedeutung und Verfügbarkeit von unkonservierten Augentropfen

Konservierungsstoffe sind Substanzen, die unerwünschte mikrobiologische Veränderungen in Lebens- oder Arzneimitteln, insbesondere deren Verderb, verzögern oder verhindern. Konservierungsstoffe in Augentropfen sind notwendig und vom Gesetzgeber aufgrund ihrer antibakteriellen Aktivität vorgeschrieben. Sie haben zusätzlich die Eigenschaft, Medikamente in der Tropfflasche zu stabilisieren und die Fähigkeit, die Penetration von bestimmten Substanzen durch die Hornhaut zu fördern. Dies gilt unter anderem für die transcorneale Penetration von Aciclovir [20] und Prostaglandin F2α [11].

Ausschlaggebend für die okuläre Toleranz von Konservierungsmitteln ist deren Konzentration, Kombination, chemische Reinheit, die Häufigkeit der Anwendung und die Anwendungsdauer, der pathophysiologische Zustand der Hornhaut sowie der Zusatz von viskositätserhöhenden Stoffen. Nach Epstein et al. zeigen Thiomersal und Benzalkoniumchlorid (BAC) eine wesentlich höhere Toxizität als z.B. Parabene und Natriumperborat [9].

Konservierungsstoffe, und hier vor allem BAC, wirken sich negativ auf den Tränenfilm und die Augenoberfläche aus. Die wässrige Tränenfilmphase, die Lipidphase sowie die Tränenstabilität werden durch BAC gestört. BAC ruft Schädigungen an der Augenoberfläche, Hornhautsensibilitätsstörungen und allergische Symptome hervor. Im Kaninchenmodell kann ein Trockenes Auge mit reduziertem Schirmer-Test, Bengalrosa-Färbung der Bindehaut, Keratitis superficialis punctata und Verlust von Becherzellen durch BAC 0,1 % induziert werden [34].

Der basale Tränenumsatz sinkt unter konservierter Betablockertherapie von 15,6 %/Minute signifikant auf 10,7 %/Minute [16]. Die Spreitung der Meibom'schen Lipide auf der wässrigen Tränenfilmphase wird durch Benzalkonium erheblich gestört. Unter BAC-Konzentrationen > 0,005 % bilden sich Domänen und atypische Randstrukturen mit erhöhter Oberflächenspannung und resultierender Tränenfilminstabilität [14]. Interessanterweise setzen konservierte Glaukompräparate im Vergleich zum unkonservierten Präparat die Hornhautsensibilität signifikant herab [12]. Martone und Mitarbeiter konnten in einer aktuellen Arbeit das anatomische Korrelat, eine Reduktion des subbasalen Nervenplexus der Hornhaut unter konservierter antiglaukomatöser Therapie, in vivo feststellen [21]. Die in vivo konfokalmikroskopischen Veränderungen der subbasalen Nerven waren in einer aktuellen Studie von Villani et al. mit der Art der Konservierung, Typ und Anzahl der Glaukompräprate und der Anzahl der Anwendungen assoziiert [33a]. Die klinische Relevanz dieser Beobachtung ist nicht ganz klar. Über einen gestörten Reflex Augenoberfläche-ZNS-Tränendrüse könnte allerdings die Tränenproduktion in Mitleidenschaft gezogen werden.

Die Hornhautoberfläche zeigt einen Verlust der Glycocalyx mit Reduktion von Muzin, eine verminderte Proliferation und Adhäsion der Epithelzellen sowie einen Anstieg der epithelialen Hornhautpermeabilität. Typisches klinisches Bild ist die Keratitis punctata superficialis (☞ Abb. 9.1). Auch an der Bindehaut finden sich unter Konservierungsstoff-haltiger Augentropfentherapie ein Verlust von Becherzellen und der Glykokalyx, ein Anstieg der Apoptose von Epithelzellen und eine Zunahme von Entzündungszellen und proinflammatorischen Faktoren wie TNF, IL-1, HLA-DR und ICAM-1 [3;4;10;15;22;25]. Klinisch manifestiert sich die Schädigung durch BAC als Hyperämie, follikuläre Reaktion (toxische Konjunktivitis) und/oder papilläre Reaktion (Allergie) [19]. Symptome und Zeichen des Trockenen Auges finden sich bei ca. 50 % der Glaukompatienten [8b].

Eine konservierte Glaukommedikation ist nicht selten für eine vernarbende Konjunktivitis (Pseudo-Pemphigoid) verantwortlich [32]. Aktuelle Studien zeigen, dass die Expression von Matrix-Metalloproteinasen und ihren Inhibitoren in der Bindehaut von Glaukompatienten unter langjähriger Therapie signifikant erhöht ist, was zu Veränderungen von Extrazellulärmatrix und Wundheilungsprozessen führt [10c]. Im Mausmodell konnten durch BAC Veränderungen ähnlich einer Limbusstammzellinsuffizienz beim Menschen induziert werden [19a].

Zunehmend werden intraokulare Nebenwirkungen von BAC diskutiert. Goto et al. konnten in vitro nachweisen, dass BAC in einer Linsenepithelzellkultur proentzündliche und proapoptotische Mediatoren wie Prostaglandin E2, Interleukin-1a und Interleukin-6 hochregulierte [10b]. BAC kann in vitro oxidativen Stress, Wachstumsverlangsamung, Zelltod und Fibronektinproduktion in Trabekelmaschenwerkszellen verursachen [3a]. Nach einer einmonatigen Behandlung mit hyperosmolarer Lösung und BAC zeigten enukleierte Kaninchenaugen signifikante BAC-Spiegel in Iris, Linsenkapsel und Trabekelmaschenwerk [8a]. Desweiteren konnte BAC im Bereich des N. opticus nachgewiesen werden verbunden mit Infiltration von Entzündungszellen und Aktivierung von Müller'schen Gliazellen [4a]. Beim Menschen wird die Anwendung BAC-haltiger Augentropfen postoperativ mit einer veränderten Blut-Kammerwasser-Schranke und Zunahme des Tyndall-Effekts in Verbindung gebracht [1a]. Auch die signifikant erhöhte Inzidenz von angiographischen Makulaödemen postoperativ wurde beschrieben und der Begriff "*pseudophakic preservative maculopathy*" geprägt [21a].

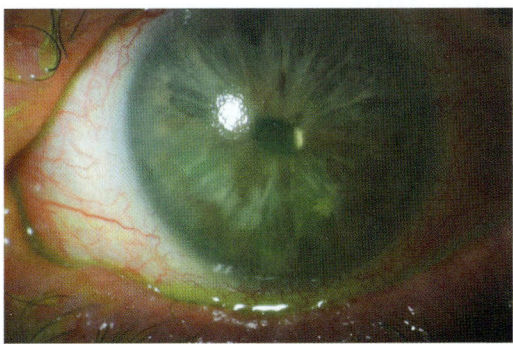

Abb. 9.1: Glaukompatient mit schwerer Keratitis punctata superficialis nach Konservierungsstoff-haltiger Glaukomtherapie.

Viele Gründe sprechen für eine unkonservierte Augentropfentherapie.

9.1. Toleranz

Pisella und Mitarbeiter untersuchten die Toleranz von konservierten und unkonservierten Augentropfen. Bindehauthyperämie, Bindhautfollikel, Keratitis superficialis punctata sowie Blepharitis und Lidödem waren unter der Konservierungsstoff-freien Therapie signifikant weniger [26] (☞ Tab. 9.1). Nach dem Umsetzen von konservierten auf unkonservierte Augentropfen besserte sich sowohl die Toleranz bei der Tropfenapplikation als auch die klinischen Zeichen an Bindehaut, Hornhaut und Lidern signifikant [26]. Auch Jaenen und Mitarbeiter konnten eine signifikante Besserung von okulären Symptomen und klinischen Zeichen nach Umsetzen auf eine Konservierungsstoff-freie Medikation oder Reduktion der Konservierungsstoff-haltigen Augentropfen dokumentieren [13] (☞ Abb. 9.2).

Symptom	Glaukomtropfen *mit* Konservierungsstoff	Glaukomtropfen *ohne* Konservierungsstoff
Beschwerden bei Tropfenapplikation	43 %	17 %
Brennen/Stechen	40 %	22 %
Fremdkörpergefühl	31 %	14 %
Trockenes Auge	23 %	14 %
Epiphora	21 %	14 %
Juckende Augenlider	18 %	10 %

Tab. 9.1: Symptome unter Konservierungsstoff-haltiger und Konservierungsstoff-freier Glaukomtherapie (nach [26]).

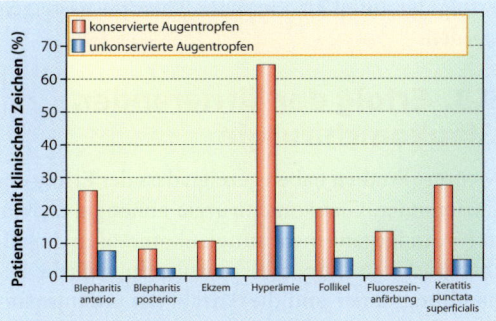

Abb. 9.2: Rückgang von klinischen Zeichen nach Umsetzen von Konservierungsstoff-haltiger auf Konservierungsstoff-freie Glaukomtherapie. p<0.0001 für alle Parameter (nach [13]).

Die unter BAC typische Hornhautpermeabilitätsstörung normalisierte sich nach Umsetzen auf unkonservierte Augentropfen [8]. Der Bedarf an Tränenersatzmitteln wurde signifikant reduziert [10a], die Lebensqualität besserte sich signifikant [12a].

9.2. Adhärenz und Persistenz

Die Adhärenz und Persistenz bezüglich einer Glaukomtherapie sind ausschlaggebend für einen Therapieerfolg. Die Adhärenz beschreibt die Therapietreue, also das Maß, wie eng sich der Patient über einen bestimmten Zeitraum an den Behandlungsplan hält. Die Adhärenz für Prostaglandinanaloga wird mit ca. 70 % angegeben und ist somit analog der Adhärenz für Antihypertensiva. Patienten überschätzen im Allgemeinen ihre Adhärenz [27;29].

Die Persistenz ist ein Maß für die Zeit bis zum Absetzen des Medikaments. Sie wird bei primärer Glaukommedikation mit nur 33-39 % nach einem Jahr angegeben [28-31]. Gründe für eine fehlende Adhärenz und Persistenz in der Glaukomtherapie sind Kosten, Toleranz, Probleme bei der Tropfenapplikation, Verweigerung, fehlende Bildung, Vergesslichkeit, Schwierigkeiten mit dem Tropfenplan und häufiges Reisen [2;33]. Nordmann et al. konnten zeigen, dass Nebenwirkungen der Glaukomtherapie nicht nur zu Patientenunzufriedenheit und verminderter Compliance, sondern auch zu einer deutlichen Minderung der Lebensqualität führen [23].

Somit kann durch eine verbesserte Toleranz auch die Adhärenz und Persistenz erhöht und somit der Erfolg der antiglaukomatösen Therapie gesteigert werden.

9.3. Erfolg der filtrierenden Glaukomchirurgie

Mehrere Studien haben gezeigt, dass der Erfolg der filtrierenden Glaukomchirurgie abhängig ist von der vorangegangenen antiglaukomatösen Lokaltherapie. Batterbury et al. postulieren, dass die Behandlungsdauer und die Anzahl der vorangegangenen topischen Glaukommedikation ausschlaggebend ist für Erfolg oder Misserfolg der Trabekulektomie [1]. Broadway verglich den Operationserfolg nach filtrierender Glaukomchirurgie bei 124 Patienten (1) ohne vorangegangene Therapie, (2) nach β-Blocker-Monotherapie, (3) nach Therapie mit β-Blocker und Miotika und (4) nach 3fach-Kombinationstherapie mit β-Blocker, Miotika und Sympathomimetika. Alle Glaukompräparate enthielten Konservierungsstoffe. Während die Operation in den Gruppen 1 und 2 bei 90 % bzw. 93 % der Patienten erfolgreich war, sank der Operationserfolg in Gruppe 3 und 4 signifikant auf 72 % bzw. 45 % ab. Der operative Misserfolg korrelierte mit der Anzahl von Makrophagen, Lymphozyten und Fibroblasten in Bindehautbiopsien. Eine antientzündliche Vorbehandlung mit lokalen Kortikosteroiden, sowie ein Absetzen von sympathomimetischen Substanzen einen Monat präoperativ reduzierte Fibroblasten und Entzündungszellen und verbesserte die Erfolgsrate nach Trabekulektomie [5-7]. Studien zum Einfluss von Konservierungsstoffen auf die nicht-penetrierende Glaukomchirurgie existieren derzeit noch nicht.

Da Benzalkoniumchlorid bekanntermaßen eine konjunktivale Entzündungsreaktion verursacht bzw. unterhält, könnten Konservierungsstoff-freie Augentropfen den chirurgischen Erfolg positiv beeinflussen.

9.4. Alternativen zu Benzalkoniumchlorid

■ "Bessere" Konservierungsstoffe

Schätzungen gehen dahin, dass mindestens 20 % der Glaukompatienten unkonservierte bzw. BAC-freie Antiglaukomatosa benötigen [31a]. Klinische Daten belegen jedoch, dass häufig bei Augenoberflächenstörungen und Glaukom (konservierte!) Tränenersatzmittel zusätzlich verordnet werden, anstatt auf den toxischen Konservierungsstoff zu verzichten [1b].

Bessere Konservierungsstoffe mit weniger Nebenwirkungen als BAC umfassen Polyquaternium-1 (Polyquad), Natriumperborat, Oxychloro-Komplex und SofZia. Polyquad ist ein relativ gut verträglicher Konservierungsstoff, der in vielen Kontaktlinsenflüssigkeiten enthalten ist. Im Rattenmodell zeigten sich keine signifikante Änderung der Tränenproduktion, der Fluoreszeinanfärbung der Hornhaut und der anatomischen Strukturen in der histologischen Untersuchung von Bindehaut und Hornhaut [17]. Seltene Nebenwirkung von Polyquad scheint eine dedritiforme Keratopathie zu sein [20a].

Das H_2O_2 aus Natriumperborat wird bei Kontakt mit dem Tränenfilm zu $H_2O + O_2$ (z.B. in Genteal, GenAqua).

Der Oxychloro-Komplex (Purite®) spaltet sich bei Kontakt mit Licht zu H_2O + NaCl (z.B. in Alphagan-P, Cellufresh, Optive). Noecker et al. konnten zeigen, dass mit Oxychloro-Komplex konservierte Augentropfen zu signifikant weniger Veränderungen an Bindehaut und Hornhaut führten als Präparate mit BAC [22].

SofZia ist ein Ionen-Puffer System mit Borsäure, Propylenglykol, Sorbitol und Zinkchlorid (z.B. in Travatan Z – USA).

■ Multidosisbehältnisse mit Spezialfiltern

Das COMOD- und das NABAAK-System sind Multidosisbehältnisse zur Konservierungsstofffreien Augentropfentherapie. Das COMOD-System ist primär unkonserviert und arbeitet mit einer Pumpe und versilberten Stahlventilen. Beim NABAAK-System wird ein primär vorhandener Konservierungsstoff vor Kontakt mit dem Auge durch einen Filter adsorbiert.

■ Unkonservierte Augentropfen

Unkonservierte Augentropfen sind sicher die beste Option, Nebenwirkungen von Konservierungsstoffen zu umgehen. Die Verfügbarkeit von unkonservierten Glaukompräparaten hat in den letzten Jahren erheblich zugenommen. Während noch vor wenigen Jahren nur unkonservierte β-Blocker, Clonidin und Pilocarpin auf dem Markt zur Verfügung standen, sind jetzt moderne Antiglaukomatosa wie Dorzolamid mit/ohne β-Blocker sowie Tafluprost unkonserviert erhältlich. Im Gegensatz zu allen anderen Prostaglandinanaloga penetriert nur Tafluprost ohne Konservierungsstoffe in die Vorderkammer [18;24].

Unkonservierte Glaukompräparate sind indiziert bei vorbestehenden oder durch die Behandlung entstandenen Augenoberflächenerkrankungen, bei Kombinationstherapie von zwei oder mehr Antiglaukomatosa und bei geplanter filtrierender Glaukomchirurgie. Prinzipiell sollten Konservierungsstoff-freie Augentropfen bei allen Glaukompatienten - im Rahmen der meist lebenslangen - Therapie erwogen werden.

9.5. Literatur

1. Batterbury M, Wishart PK (1993) Is high initial aqueous outflow of benefit in trabeculectomy? Eye (Lond) 7 (Pt 1):109-112

1a. Abe RY, Zacchia RS, Santana PR, Cost VP (2014) Effects of benzalkonium chloride on the blood-aqueous and blood-retinal barriers pseudophakic eyes. J Ocul Pharmacol Ther 30:413-418

1b. Aptel F, Labbé A, Baudouin C, Bron A, Lachkar Y, Sellem E, Renard JP, Nordmann JP, Rouland JF, Denis P (2014) Glaucoma medications, preservatives and the ocular surface. J Fr Ophthalmol 37:728-736

2. Baudouin C (2008) Detrimental effect of preservatives in eyedrops: implications for the treatment of glaucoma. Acta Ophthalmol 86:716-726

3. Baudouin C, Hamard P, Liang H, Creuzot-Garcher C, Bensoussan L, Brignole F (2004) Conjunctival epithelial cell expression of interleukins and inflammatory markers in glaucoma patients treated over the long term. Ophthalmology 111:2186-2192

3a. Baudouin C, Labbé A, Liang H, Pauly A, Brignole-Baudouin F (2010) Preservatives in eyedrops: the good, the bad and the ugly. Prog Retin Eye Res 29:312-334

4. Brasnu E, Brignole-Baudouin F, Riancho L, Guenoun JM, Warnet JM, Baudouin C (2008) In vitro effects of preservative-free tafluprost and preserved latanoprost, travoprost, and bimatoprost in a conjunctival epithelial cell line. Curr Eye Res 33:303-312

4a. Brignole-Baudouin F, Desbenoit N, Hamm G, Liang H, Both JP, Brunelle A, Fournier I, Guerineau V, Legouffe R, Stauber J, Touboul D, Wisztorski M, Salzet M, Laprevote O, Baudouin C (2012) A new safety concern for glaucoma treatment demonstrated by mass spectometry imaging of benzalkonium chloride distribution in the eye, an experimental study in rabbits. PLoS One 7:e50180

5. Broadway DC, Grierson I, O'Brien C, Hitchings RA (1994) Adverse effects of topical antiglaucoma medication. I. The conjunctival cell profile. Arch Ophthalmol 112:1437-1445

6. Broadway DC, Grierson I, O'Brien C, Hitchings RA (1994) Adverse effects of topical antiglaucoma medication. II. The outcome of filtration surgery. Arch Ophthalmol 112:1446-1454

7. Broadway DC, Grierson I, Sturmer J, Hitchings RA (1996) Reversal of topical antiglaucoma medication effects on the conjunctiva. Arch Ophthalmol 114:262-267

8b. Erb C, Gast U, Schremmer D (2008) German register for glaucoma patients with dry eye. I. Basic outcome with respect to dry eye. Graefes Arch Clin Exp Ophthalmol 246:1593-1601

8. de JC, Stolwijk T, Kuppens E, de KR, van BJ (1994) Topical timolol with and without benzalkonium chloride: epithelial permeability and autofluorescence of the cornea in glaucoma. Graefes Arch Clin Exp Ophthalmol 232:221-224

8a. Desbenoit N, Schmitz-Afonso I, Baudouin C, Laprévote O, Touboul D, Brignole-Baudouin F, Brunelle A (2013) Localisation and quantification of benzalkonium chloride in eye tissue by TOF-SIMS imaging and liquid chromatography mass spectrometry. Anal Bioanal Chem 405: 4039-49

9. Epstein SP, Ahdoot M, Marcus E, Asbell PA (2009) Comparative toxicity of preservatives on immortalized corneal and conjunctival epithelial cells. J Ocul Pharmacol Ther 25:113-119

10. Epstein SP, Chen D, Asbell PA (2009) Evaluation of biomarkers of inflammation in response to benzalkonium chloride on corneal and conjunctival epithelial cells. J Ocul Pharmacol Ther 25:415-424

10a Goldberg I, Graham SL, Crowston JG, d'Mellow G: Australian and New Zealand Glaucoma Interest Group (2015) Clinical audit examining the impact of benzalkonium chloride-free anti-glaucoma medications on patients with symptoms of ocular surface disease. Clin Exp Ophthalmol 43:214-20

10b. Goto Y, Ibaraki N, Miyake K (2003) Human lens epithelial cell damage and stimulation of their secretion of chemical mediators by benzalkonium chloride rather than latanoprost and timolol. Arch Ophthalmol 121: 835-839

10c. Helin-Toiviainen M, Rönkkö S, Puustjärvi T, Rekonen P, Ollikainen M, Uusitalo H (2015) Conjunctival matrix metalloproteinases and their inhibitors in glaucoma patients. Acta Ophthalmologie 93:165-171

11. Higaki K, Kamata K, Takeuchi M, Inazawa K, Chikai T, Hamaguchi T, Yukawa T, Kadono K, Kawahara S, Nakano M (1995) Ocular absorption, distribution, and systemic absorption of a novel antiglaucoma medication, prostaglandin derivative, in male white rabbits. Drug Metab Dispos 23:35-43

12. Höh H (1990) [Preservative-free timolol eye drops - surface-anesthetic effect and local compatibility]. Ophthalmologica 200:89-97

12a. Iester M, Telani S, Frezzotti P, Motolese I, Figus M, Fogagnolo P, Perdicchi A; Beta-Blocker Study Group (2014) Ocular surface changes in glaucomatous patients treated with and without preservatives beta-blockers. J Ocul Pharmacol Ther 30:476-481

13. Jaenen N, Baudouin C, Pouliquen P, Manni G, Figueiredo A, Zeyen T (2007) Ocular symptoms and signs with preserved and preservative-free glaucoma medications. Eur J Ophthalmol 17:341-349

14. Kaercher T, Honig D, Barth W (1999) How the most common preservative affects the Meibomian lipid layer. Orbit 18:89-97

15. Kahook MY, Noecker R (2008) Quantitative analysis of conjunctival goblet cells after chronic application of topical drops. Adv Ther 25:743-751

16. Kuppens EV, de Jong CA, Stolwijk TR, de Keizer RJ, van Best JA (1995) Effect of timolol with and without preservative on the basal tear turnover in glaucoma. Br J Ophthalmol 79:339-342

17. Labbe A, Pauly A, Liang H, Brignole-Baudouin F, Martin C, Warnet JM, Baudouin C (2006) Comparison of toxicological profiles of benzalkonium chloride and polyquaternium-1: an experimental study. J Ocul Pharmacol Ther 22:267-278

18. Lewis RA, Katz GJ, Weiss MJ, Landry TA, Dickerson JE, James JE, Hua SY, Sullivan EK, Montgomery DB, Wells DT, Bergamini MV (2007) Travoprost 0.004 % with and without benzalkonium chloride: a comparison of safety and efficacy. J Glaucoma 16:98-103

19. Liang H, Baudouin C, Pauly A, Brignole-Baudouin F (2008) Conjunctival and corneal reactions in rabbits following short- and repeated exposure to preservative-free tafluprost, commercially available latanoprost and 0.02 % benzalkonium chloride. Br J Ophthalmol 92:1275-1282

19a. Lin Z, He H, Zhou T, Liu X, Wang Y, He H, Wu H, Liu Z (2013) A mouse model of limbal stem cell deficiency induced by topical medication with the preservative benzalkonium chloride. Invest Ophthalmol Vis Sci 54:6314-6325

20. Majumdar S, Hippalgaonkar K, Repka MA (2008) Effect of chitosan, benzalkonium chloride and ethylenediaminetetraacetic acid on permeation of acyclovir across isolated rabbit cornea. Int J Pharm 348:175-178

20a. Matoba AY, Peterson JR, Wilhelmus KR (2016) Dendritiform keratopathy associated with exposure to polyquarternium-1 - a common ophthalmic preservative. Ophthalmology 123:451-456

21. Martone G, Frezzotti P, Tosi GM, Traversi C, Mittica V, Malandrini A, Pichierri P, Balestrazzi A, Motolese PA, Motolese I, Motolese E (2009) An in vivo confocal microscopy analysis of effects of topical antiglaucoma therapy with preservative on corneal innervation and morphology. Am J Ophthalmol 147:725-735

21 a. Miyake K, Ibaraki N, Goto Y, Oogiva S, Ishigaki J, Ota I, Miyake S (2003) ESCRS Binkhorst lecture 2002: pseudophakic preservative maculopathy. J Cataract Refract Surg 29:1800-1810

22. Noecker RJ, Herrygers LA, Anwaruddin R (2004) Corneal and conjunctival changes caused by commonly used glaucoma medications. Cornea 23:490-496

23. Nordmann JP, Auzanneau N, Ricard S, Berdeaux G (2003) Vision related quality of life and topical glaucoma treatment side effects. Health Qual Life Outcomes 1:75

24. Pellinen P, Lokkila J (2009) Corneal penetration into rabbit aqueous humor is comparable between preserved and preservative-free tafluprost. Ophthalmic Res 41:118-122

25. Pisella PJ, Debbasch C, Hamard P, Creuzot-Garcher C, Rat P, Brignole F, Baudouin C (2004) Conjunctival proinflammatory and proapoptotic effects of latanoprost and preserved and unpreserved timolol: an ex vivo and in vitro study. Invest Ophthalmol Vis Sci 45:1360-1368

26. Pisella PJ, Pouliquen P, Baudouin C (2002) Prevalence of ocular symptoms and signs with preserved and preservative free glaucoma medication. Br J Ophthalmol 86:418-423

27. Quigley HA, Friedman DS, Hahn SR (2007) Evaluation of practice patterns for the care of open-angle glaucoma compared with claims data: the Glaucoma Adherence and Persistency Study. Ophthalmology 114:1599-1606

28. Reardon G, Schwartz GF, Mozaffari E (2004) Patient persistency with topical ocular hypotensive therapy in a managed care population. Am J Ophthalmol 137:S3-12

29. Schwartz GF, Quigley HA (2008) Adherence and persistence with glaucoma therapy. Surv Ophthalmol 53 Suppl1:S57-S68

30. Schwartz GF, Reardon G, Mozaffari E (2004) Persistency with latanoprost or timolol in primary open-angle glaucoma suspects. Am J Ophthalmol 137:S13-S16

31. Spooner JJ, Bullano MF, Ikeda LI, Cockerham TR, Waugh WJ, Johnson T, Mozaffari E (2002) Rates of discontinuation and change of glaucoma therapy in a managed care setting. Am J Manag Care 8:S262-S270

31a. Stalmans I, Sunaric Mégevand G, Cordeiro MF, Hommer A, Rossetti L, Goni F, Heijl A, Bron A (2013) Preservative-free treatment in glaucoma: who, when, and why. Eur J Ophthalmol 23:518-525

32. Thorne JE, Anhalt GJ, Jabs DA (2004) Mucous membrane pemphigoid and pseudopemphigoid. Ophthalmology 111:45-52

33. Tsai JC, McClure CA, Ramos SE, Schlundt DG, Pichert JW (2003) Compliance barriers in glaucoma: a systematic classification. J Glaucoma 12:393-398

33a Villani E, Sacchi M, Magnani F, Nicodemo A, Williams SE, Rossi A Ratiglia R, De Cillà S, Nucci P (2016) The ocular surface in medically controlled glaucoma: an in vivo confocal study. Invest Ophthalmol Vis Sci 57: 1003-1010

34. Xiong C, Chen D, Liu J, Liu B, Li N, Zhou Y, Liang X, Ma P, Ye C, Ge J, Wang Z (2008) A rabbit dry eye model induced by topical medication of a preservative benzalkonium chloride. Invest Ophthalmol Vis Sci 49:1850-1856

Die Compliance bei Glaukompatienten

I. Lanzl

10. Die Compliance bei Glaukompatienten

Warum unsere Glaukompatienten häufig etwas anderes tun, als wir erwarten, und wie dadurch der Therapieerfolg gefährdet wird

10.1. Einleitung

Compliance ist einer der wichtigsten Faktoren zum Therapieerfolg unserer Glaukompatienten. Auch die hochwirksamsten Medikamente führen zu keiner oder nur zu einer inadäquaten Augendrucksenkung, wenn sie vom Patienten nicht regelmäßig angewandt werden.

Unter Compliance verstehen wir im medizinischen Sinne den Grad der Übereinstimmung des Patientenverhaltens mit medizinischen Empfehlungen und Verordnungen. In moderneren Ansätzen wird dabei auf die dazu nötige aktive Mitarbeit des Patienten hingewiesen und so definiert der Brockhaus 2006 Compliance heute als "Bereitschaft eines Patienten zur aktiven Mitarbeit an den vom Arzt vorgeschlagenen Maßnahmen".

Wikipedia wiederum definiert Compliance als "Therapietreue oder konsequentes Befolgen" – das heißt, der Patient tut in einer passiven Haltung das, was der Arzt ihm vorschreibt. Interessant ist jedoch, dass hier auch eine "Arzt"-Compliance erwähnt wird: nämlich die Bereitschaft, therapeutische Anwendungen und Strategien auf die Möglichkeiten und Wünsche der Patienten abzustimmen.

Wenn man als Arzt sich überlegt, von welchem Reaktionsmuster man bei seinem Patienten nach Verschreibung eines Medikaments ausgeht, so ist dies recht klar:

Wir erwarten von unserem Patienten, dass er die von uns verordnete Therapie sowohl zeitlich exakt als auch richtig in der Applikation verwendet. Dass dies allerdings einem Idealfall entspricht und in Wirklichkeit nicht immer so geschieht, wissen wir alle.

10.2. Die unterschiedlichen Arten der Non-Compliance

▶ Non-Compliance bezüglich dem Zeitpunkt der Applikation

Diese Art der Non-Compliance äußert sich zum Beispiel darin, dass der Patient seine Medikamente nicht morgens und abends tropft wie vorgeschrieben, sondern morgens und mittags. Des Weiteren gibt es Patienten, die ihre Dosierung selbstständig verändern (statt 2 x täglich nur 1 x täglich). An die Wahrscheinlichkeit, dass ein Patient öfter tropft, als von uns verschrieben muss auch gedacht werden, in praxi kommt dies aber wohl eher selten vor. Die Autorin erinnert sich jedoch gut an einen schwerhörigen Glaukompatienten mit einer ängstlichen Persönlichkeitsstruktur, der sein Prostaglandinanalogon am Oculus unicus circa 10 mal täglich tropfte und mit erhöhtem Augeninnendruck und massivem Vorderkammerreizzustand in der Uveitissprechstunde gesehen wurde.

Über die zeitlich der Pharmakokinetik des Medikaments nicht entsprechende Anwendung hinaus werden auch vom Patienten bewusst durchgeführte "Drug-Holidays" beschrieben – in dieser Zeit wird über mehrere Tage bzw. auch Wochen kein Medikament verwendet. Wenn dann aber der Zeitpunkt der Kontrolle beim Arzt oder in der Klinik näher rückt, kommt es zum Auftreten einer "Weißkittel-" oder "Praxis-Compliance". Der Patient nimmt seine Medikamente rund um den Arztbesuch sehr genau und regelmäßig ein. Dieses Phänomen könnte auch für den guten Erfolg mancher Therapiestudien verantwortlich sein, da der Patient weiß, dass er in einer Studie eingeschlossen ist und deswegen besonders genau untersucht wird.

Psychologisch gesehen möchte der Patient den Arzt bei der Kontrolle nicht enttäuschen und weiß auch, dass die Augentropfen den Augeninnendruck senken. Einen unmittelbaren Benefit verspürt er durch die Augentropfengabe an sich selber aber nicht. So wird die ansonsten möglicherweise vernachlässigte Therapie zum Kontrollzeitpunkt intensiviert, der Arzt scheint zufrieden und der Patient erhält ein positives Feedback über sein (vom Arzt grob unterschätztes) therapietreues Verhalten. Auffällig werden solche Patienten u.a. dadurch, dass die Anzahl der Verordnungen nicht der verstrichenen Zeitdauer entspricht. In solchen Fällen muss aktiv nachgefragt werden, wieso die Augentropfen solange ausgereicht haben.

▶ Non-Compliance durch Vergessen

Am Häufigsten wird das Vergessen der Medikamentenapplikation als Grund für Non-Compliance vom Patienten selber angeführt. Je nach Studie geben erstaunliche 25-35 % der Patienten auf Nachfrage zu, dass sie die Anwendung ihrer Augentropfen gelegentlich oder häufiger vergessen [1,2].

Für diese Patienten ist es wichtig, ein täglich sich wiederholendes Ritual zu entwickeln, in dessen Ablauf die Augentropfen appliziert werden. Die Autorin schlägt ihren Patienten oft vor, die Augentropfen doch immer vor dem Zähneputzen zu benutzten. Vor diesem Vorschlag wird allerdings geklärt, ob und zu welchem Zeitpunkt der Patient regelmäßig seine Zähne reinigt und ob im Bad die Augentropfen appliziert werden. Ein anderer Ort, an dem Augentropfen häufig appliziert werden ist das Schlafzimmer, da der Patient die Tropfen u.U. im Liegen besser anwenden kann.

▶ Non-Compliance durch nicht korrekte Applikation ins Auge

Unsere Glaukompatienten sind häufig älter und auch in ihren Bewegungsmöglichkeiten eingeschränkt. Das Öffnen einer Tropfflasche allein fällt ihnen oft nicht leicht (☞ Abb. 10.1). Auch das Anheben der Tropfflasche und die korrekte Applikation in den Bindehautsack bei geöffnetem Auge erfordert eine gute Bewegungskoordination. Häufig wird daher der Tropfen nicht am Zielort Bindehautsack ankommen (☞ Abb. 10.2). Industrielle Tropfhilfen können diese Situation für manche Patienten verbessern, dies muss jedoch mit dem Patienten aktiv geübt werden. Auch Hilfspersonen sollten für eine korrekte Applikation in Betracht gezogen werden.

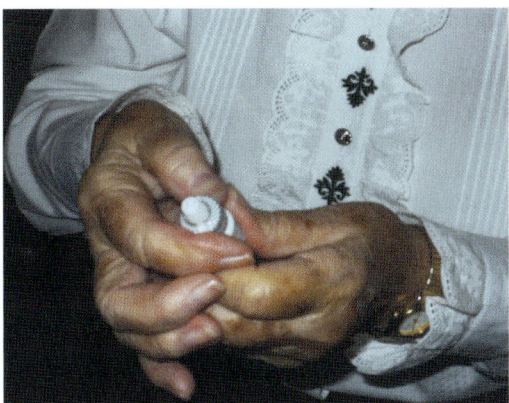

Abb. 10.1: Patientin kann den Verschluss einer marktüblichen Augentropfenflasche nicht öffnen.

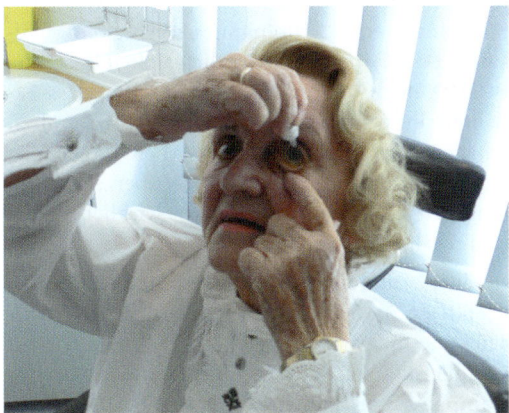

Abb. 10.2: Patientin kann trotz guter Öffnung des Auges keine gezielte Menge an Tropfen abgeben und trifft nicht in den Bindehautsack.

10.3. Aktuelle Studienlage

Übereinstimmend wird in neueren Studien die Problematik der Non-Compliance für die Glaukomtherapie erkannt [1-9]. Es wird angenommen, dass zwischen 25-50 % aller Patienten non-compliant sind. Ob es einen Zusammenhang mit dem Alter, Geschlecht, Ausbildung oder Stadium der Erkrankung gibt, wird diskutiert.

In einer Arbeit von Konstas et al. [10] wird gezeigt, dass 51 % der Patienten nicht wussten, was ein Glaukom, wegen dem sie behandelt wurden, eigentlich ist, 27 % der Patienten wussten immerhin, dass ein Glaukom zur Erblindung führen kann und 20 % fühlten sich gut informiert.

Allerdings war in dieser Studie ein erschreckend hoher Anteil von 44 % der Patienten non-compliant. Bei der Patientengruppe mit mangelnder Compliance zeigten sich deutlich höhere Druckwerte, eine höhere C/D Ratio und ein schlechteres Gesichtsfeld. Ein Caveat bei dieser Studie ist jedoch, dass die Patienten mit Non-Compliance eine deutlich höhere Anzahl an täglicher Tropfenapplikation verwenden mussten.

In einer Arbeit von Tsai et al. aus dem Jahr 2003 [11] wird beschrieben, dass beinahe 4/5 aller Patienten mehr als 2 Tropfen täglich eintropfen müssen. Wenn man bedenkt, dass die Compliance umso niedriger ist, je höher die Tropfenapplikationsdosis ist, ist dies ein sehr wichtiger Aspekt der Studie.

Robin et al. zeigte im Jahr 2005 [12], dass auch das Hinzufügen eines 2. Präparates zum ersten Medikament die Compliance deutlich sinken lässt; hier ist auch noch interessant zu erwähnen, dass Patienten ihre eigene Compliance deutlich überschätzen (z.B. waren in dieser Arbeit 100 % aller Patienten von ihrer Compliance überzeugt, wohingegen nur 75 % ihre Tropfen wirklich richtig und regelmäßig einnahmen).

In einer weiteren Studie aus dem Jahr 2005 [13] beendeten 50 % der Patienten ihre drucksenkende Therapie innerhalb der ersten 6 Monate wieder. Glaukomkranke hatten eine deutlich bessere Compliance als Patienten mit Glaukomverdacht und Prostaglandinanaloga wurden regelmäßiger und dauerhafter appliziert als alle anderen Substanzgruppen.

10.4. Ursachen für Non-Compliance

Glaukom ist eine chronische, primär asymptomatische Erkrankung, die eine lebenslange Therapie erfordert.

Psychologisch bedeutet die Entdeckung einer Krankheit eine Verletzung des Selbstverständnisses des Patienten seinem Körper gegenüber, von dem er annimmt, dass er reibungslos funktioniert. Das Eingeständnis, dass der Körper verletzlich ist, erfordert eine aktive Auseinandersetzung mit der Bedrohung. Eine Verdrängung dieses unangenehmen Gedankens ist ein natürlicher Schutzmechanismus unserer Psyche. Eine chronische Erkrankung fördert darüber hinaus Versagensängste, insbesondere wenn keine klaren möglichen Gegenstrategien erkannt werden.

Ein Hauptproblem bei Glaukom ist sicher die Tatsache, dass es sich hierbei um eine primär asymptomatische Erkrankung handelt. Kommt es dann z.B. durch die Anwendung von Tropfen zum Auftreten von Nebenwirkungen, hinterfragt der Patient umso mehr den Nutzen der Therapie. Tropfenunverträglichkeiten sind häufig ein Problem und führen nicht selten dazu, dass der Patient aufhört zu tropfen, da er dem Arzt seine Beschwerden nur ungern schildert. Deswegen sollte bei allen Kontrollbesuchen aktiv vom Behandler nachgefragt werden, ob Beschwerden oder Bedenken bestehen.

Ein weiterer wichtiger Aspekt sind natürlich auch Probleme, die aufgrund der Applikationsform durch Augentropfen auftreten, da für diese Applikationsform eine gute Bewegungskoordination nötig ist (siehe oben). Hier seien nur exemplarisch Tremor, Arthritis, Schulterprobleme oder ein schlechter Visus erwähnt.

Darüber hinaus kann die mehrmals tägliche Anwendung ein Problem darstellen. Ein Patient, der im Berufsleben steht, findet sicher nicht einfach die Zeit ein komplexes Therapieschema durchzuführen. Auf der anderen Seite kann die Applikationsfrequenz bei älteren Patienten, die ihre Tropfen nicht mehr selbst applizieren können, zu einem Problem werden, weil ihnen vielleicht nur 1 Mal am Tag eine externe Hilfe zur Verfügung steht.

Nicht zu unterschätzen sind auch Vergesslichkeit selbst bzw. im höheren Alter das Auftreten einer Demenzerkrankung.

Chronische Erkrankungen stellen in der gesamten Medizin ein Problem für ein Aufrechterhalten einer guten Compliance dar. Wenn allerdings jemand aufgrund einer Schmerzsymptomatik eine Schmerztablette einnehmen muss, wird er alleine durch Auftreten des erneuten Schmerzens daran erinnert, diese Tablette nun erneut zu nehmen. Tropft im Gegensatz dazu ein Glaukompatient seine Augentropfen nicht, geht es ihm dadurch im Moment auf keinen Fall schlechter (vielleicht sogar eher besser).

Ähnlich wie beim Glaukom ist es aber auch bei internistischen chronischen Erkrankungen [14-15]. Auch hier zeigt sich ganz allgemein eine Non-Compliance Rate zwischen 25 und 50 %, wobei z.B. bei der arteriellen Hypertonie die Non-Compliance Rate mit 65-85 % extrem hoch ist. Auch die arterielle Hypertonie ist im Anfangsstadium eine asymptomatische Erkrankung und auch hier können sich am Therapiebeginn Probleme durch die Therapie selbst ergeben. Wenn z.B. der Blutdruck eines Patienten von 200/100 mmHg auf "optimale" 120/80 mmHg gesenkt wird, kann dies zu Unwohlsein beim Patienten führen und er wird zurecht fragen, was ihm diese Therapie nun nützt.

10.5. Möglichkeiten zur Complianceverbesserung

Der wichtigste Faktor ist die genaue, individuelle Aufklärung des Patienten am Beginn der Erkrankung. Im Verlauf der Arzt-Patientenbeziehung muss diese Aufklärung erneut immer wieder betrieben werden. Es ist wichtig die Krankheit, Prognose und auch alle Therapiemöglichkeiten (angepasst an den individuellen Patienten) genau zu erläutern. Es sollte bereits bei der Einstellung auf die Notwendigkeit der regelmäßigen Applikation und der Kontrollen hingewiesen werden. Schriftliches, dem Patienten mitgegebenes Informationsmaterial zur Glaukomerkrankung kann diesen Effekt positiv verstärken. Eine wichtige Tatsache, die man sich immer wieder ins Gedächtnis rufen sollte, ist, dass Patienten bis zu 50 % des von uns Gesagten nach der Untersuchung wieder vergessen.

Bezüglich der Therapie ist es oft sinnvoll zu erklären, wie und wie lange die Medikamente wirken. Unerlässlich ist auch die genaue Erklärung der richtigen Tropfenapplikation und auch die Tatsache, dass es Nebenwirkungen geben kann.

Sinnvoll ist es ebenfalls Familienangehörige in die Therapie mit einzubeziehen. Das gilt nicht nur zur Hilfe bei der Applikation der Augentropfen. Bei sinnvoller Aufklärung verstärken sie darüber hinaus meist die Anweisungen des Arztes.

Man sollte außerdem versuchen ein möglichst einfaches Dosierungsschema aufzustellen, indem auch der Tagesablauf des Patienten mit seiner täglichen Routine berücksichtigt ist und das dem Patienten in schriftlicher Form mitgegeben wird. Schriftliche Therapieanweisungen verbessern nachgewiesenermaßen die Compliance bei Glaukompatienten [16].

Bei den Kontrollen sollte das Tropfschema und die Tropfenapplikation genau überprüft werden, besonders wichtig ist hier auch das positive Feedback für den Patienten. Sollte eine Intensivierung der medikamentösen Therapie notwendig sein, empfehlen sich anstelle von 2 verschiedenen Tropfflaschen Kombinationspräparate wegen der deutlich höheren Compliancerate [17].

Zusammenfassung

Compliance definiert in der Medizin den Grad der Übereinstimmung des Patientenverhaltens mit medizinischen Empfehlungen und Verordnungen oder auch kurz gesagt die Therapietreue.

Je nach Studie wird die Rate an Non-Compliance bei chronischen Erkrankungen sowohl in der Ophthalmologie als auch in anderen Fachgebieten mit ca. 25-50 % angegeben.

Aus der Literatur sind folgende Erkenntnisse bekannt:

Glaukompatienten, die nicht compliant waren, zeigen deutlich erhöhte Druckwerte. 50 % der Glaukompatienten beenden innerhalb der ersten 6 Monate ihre drucksenkende Therapie wieder, wobei "Glaukomkranke" ein besseres Durchhaltevermögen haben als Patienten mit "Glaukomverdacht". Ab einer Tropfenapplikationsdosis > 2 Tropfen täglich sinkt die Compliance deutlich und das Hinzufügen eines zusätzlichen Präparates verschlechtert die Compliance des Patienten. Prostaglandinanaloga werden regelmäßiger und dauerhafter angewandt als andere Substanzgruppen.

Ursachen für schlechte Compliance sind hauptsächlich der asymptomatische chronische Verlauf der Glaukomerkrankung, aber auch das Auftreten von Nebenwirkungen und Schwierigkeiten bei der Applikation.

Verbessern lässt sich die Compliance durch genaue Aufklärung am Beginn der Therapie, aber auch weiterhin im Verlauf der Erkrankung am Besten verbunden mit positiver Verstärkung (Vorgeben eines erreichbaren Ziels, klare Vorgaben, schriftliche Anweisungen, Überprüfung des Tropfschemas, der Tropfenapplikation, …). Eine Verbesserung der Therapietreue ist nur möglich, wenn der behandelnde Arzt sich der Problematik bewusst ist und Gegenmaßnahmen ergreift.

10.6. Literatur

1. Rotchford AP, Murphy KM (1998) Compliance with timolol treatment in glaucoma. Eye 12: 234–236

2. Kholdebarin R, Campbell RJ, Jin YP, Buys YM (2008) Multicenter study of compliance and drop administration in glaucoma. Can J Ophthalmol. 43:454-61

3. Tsai T, Robin AL, Smith JP 3rd (2007) An evaluation of how glaucoma patients use topical medications: A pilot study. Trans Am Ophthalmol Soc 105:29-33

4. Olthoff CM, Schouten JS, van de Borne BW, Webers CA (2005) Noncompliance with ocular hypotensive treatment in patients with glaucoma or ocular hypertension an evidence-based review. Ophthalmology 112: 953–961

5 Muir KW, Santiago-Turla C, Stinnett SS, Herndon LW, Allingham RR, Challa P, Lee PP (2006) Health literacy and adherence to glaucoma therapy. Am J Ophthalmol 142: 223–226

6. Sleath B, Robin AL, Covert D, Byrd JE, Tudor G, Svarstad B (2006) Patient-reported behavior and problems in using glaucoma medications. Ophthalmology 113: 431–436

7. Tsai JC (2006) Medication adherence in glaucoma: approaches for optimizing patient compliance. Curr Opin Ophthalmol 17: 190– 195

8. Gurwitz JH, Glynn RJ, Monane M, Everitt DE, Gilden D, Smith N, Avorn J (1993) Treatment for glaucoma: adherence by the elderly. Am J Public Health 83: 711–716

9. Patel SC, Spaeth GL (1995) Compliance in patients prescribed eyedrops for glaucoma. Ophthalmic Surg 26: 233–236

10. Konstas AG, Maskaleris G, Gratsonidis S, Sardelli C. (2000) Compliance and viewpoint of glaucoma patients in Greece. Eye 14: 752–756

11. Tsai JC, McClure CA, Ramos SE, Schlundt DG, Pichert JW (2003) Compliance barriers in glaucoma: a systematic classification. J Glaucoma 12: 393–398

12. Robin AL, Covert D (2005) Does adjunctive glaucoma therapy affect adherence to the initial primary therapy? Ophthalmology 112: 863–868

13. Nordstrom BL, Friedman DS, Mozaffari E, Quigley HA, Walker AM (2005) Persistence and adherence with topical glaucoma therapy. Am J Ophthalmol 140: 598–606

14 Muszbek N, Brixner D, Benedict A, Keskinaslan A, Khan ZM (2008) The economic consequences of noncompliance in cardiovascular disease and related conditions: a literature review. Int J Clin Pract 62: 338–351

15. Park JH, Shin Y, Lee SY, Lee SI (2007) Antihypertensive drug medication adherence and its affecting factors in South Korea. Int J Cardiol 128: 392-8.

16. Kharod BV, Johnson PB, Nesti HA, Rhee DJ (2006) Effect of written instructions on accuracy of self-reporting medication regimen in glaucoma patients. J Glaucoma. 15:244-7.

17. Stewart WC, Kruft B, Nelson LA, Stewart JA (2009) Ophthalmologist attitudes regarding fixed combination treatment for glaucoma in the European Union. Eur J Ophthalmol 19: 588-93.

Index

A

Alkohole 89
Alter 98
Androgene 38
Antigene, okuläre 75
Augenoberfläche
    Anatomie 57
    Entzündung 65
    Immunsystem, mukosales 57, 58
    Integrität 50
Augentropfen 35, 86
    Konservierungsmittelfreie Aufbewahrungsformen 91
    Kosten 94
    Toleranz 113
    unkonservierte 115
Autoantikörper 74, 77
Autoimmunerkrankung 77
Autoimmunität, natürliche 78
Autoimmunprozesse 74

B

BALT 62
Basalsekretionstest 47
Becherzellen 106
Benetzungsstörung 33
Bengalrosatest 51
Benzalkoniumchlorid 87, 99, 114
Bindehaut 37

C

CALT 61, 62
Cetrimid 88
Cevimelin 35
COMOD-System 115
Compliance 94, 99
    Definition 120
    Verbesserung 123
Cyclosporin 35, 38
Cytokine 38

D

Deregulation, entzündliche 64
Dexamethason 37, 38
Doxycyclin 39
Druck, intraokularer 74

E

EALT 56, 61, 62
EDTA 90
Effektorzellen 60
Einzeldosistropfbehälter 91
Entzündetes Auge
    Diagnostik 38
    Klinik 38
    Pathophysiologie 37
    Therapie 38

F

Färbemethoden 34
Farbstoffverdünnungstest 48
Fibronectin 17
Fluide 18
Fluoreszeintest 50
Fluoreszinfärbung 34
Fragebögen 42

G

GALT 62
Gele 35, 37
Geschlecht 98
Geschwindigkeitsprofil 22
Gewebeumbau, degenerativer 65
Glaukom
    Autoimmunprozesse 74
    Begleiterkrankungen 98
    Erkrankungsdauer 98
    Trockenes Auge 98
Glaukomchirurgie 114

H

Hitzeschockproteine 74
Homocystein 107

I

Immunfaktoren, lösliche 59
Immunsystem, mukosales 58
Immuntoleranz 62, 63, 65
Infektion, bakterielle 38

J

Jones-Test 47

K

Keratoconjunctivitis sicca 32
    Klassifikation 32
Konjunktiva 104
Konservierungsmittel 76, 112
    Nebenwirkungen 112
    Substanzen 87
Kontaktlinsen 76
Kontamination, bakterielle 86

L

LDALT 61, 62
Lidkante 37
lidkantenparallele Bindehautfalten (LIPCOF) 42
Lidrandpflege 36
Lidschlag 25
LIPCOF
    Ausprägungsgrade 43
    Lokalisation 43
Lipide 16, 21
Lipidkomponenten 32

Lipidsubstitution ... 36
Lissamingrünfärbung ... 34, 52
Lubrikation ... 19
Lubrikationsmodell, erweitertes ... 24
Lymphfollikel ... 60

M

MALT ... 61
Marx-Bereich ... 25
Marx-Linie ... 22
Mechanotransduktionsprozesse ... 25
Meibomdrüsen ... 33, 34
    Dysfunktion ... 44
Mikrofilter-System ... 93
Muzin ... 16, 19, 20, 33, 58
Muzintherapie ... 36

N

NABAAK-System ... 115
Nasses Auge
    Diagnostik ... 37
    Klinik ... 36
    Pathophysiologie ... 36
    Therapie ... 37
Natriumperborat ... 115
Newton´sche Fluide ... 18
NGF ... 108
NIBUT ... 50
nicht-Newton´sche Fluide ... 18, 19
Non-Compliance
    Arten ... 120
    Studienlage ... 121
    Ursachen ... 122

O

Oberflächenirritation, chronische ... 63
Omega-3-/-6-Fettsäuren ... 39
Osmolarität ... 32, 34, 36, 52
Oxychloro-Komplex ... 90, 115

P

PEX-Glaukom ... 104
    Trockenes Auge ... 108
Phosphatidylethanolamin ... 33
Pilocarpin ... 35
Pimecrolimus ... 39
Polydroniumchlorid ... 88
Polyquad ... 114
Proteinexpression ... 76

Q

Quartäre Ammoniumverbindungen ... 87

R

Reibungskoeffizient ... 25
Reibungslehre ... 21
Rheologie ... 19, 20
Rückströmung ... 23

S

Schirmer-II-Test ... 47
Schirmer-I-Test ... 34, 45
Schleimhautimmunsystem ... 56, 62
Schleimstoffe ... 20
Schlupfebene ... 20, 24
Sicca-Symptomatik ... 104
Sicca-Syndrom
    Autoimmunprozesse ... 74
    Tränenflüssigkeit ... 75
SofZia ... 115
Sorbinsäure ... 89
Spaltlampenbefunde ... 42
Sphingomyelin ... 33
Stribeck-Kurve ... 22, 26
Strömungsmechanik ... 16
Strömungsverhalten ... 21

T

Tacrolimus ... 39
Tetracyclin ... 39
TGF ... 108
Thiomersal ... 88
Thixotropie ... 19, 22
Tränenersatzmittel, konservierungsmittelfreie ... 94
Tränenfilm ... 16, 20, 32, 57, 58
    Osmolarität ... 52
Tränenfilmaufreißzeit ... 34, 48
Tränenfilmmodelle ... 16
    numerische ... 18
Tränenfilmstabilität ... 48, 106
Tränenflüssigkeit ... 33
    Zusammensetzung ... 107
Tränenfunktion ... 105
Tränenvolumen ... 45
Tränenwegsstenose ... 37
Tribologie ... 21, 26
Trockenes Auge
    Anamnese ... 42
    Befunde ... 42
    Definition ... 32, 56
    Diagnostik ... 34, 42, 56
    Epidemiologie ... 33, 56
    Formen ... 56
    Glaukom ... 98
    Klinik ... 33
    Pathophysiologie ... 33
    PEX-Glaukom ... 108
    Schleimhautimmunsystem ... 56, 62
    Symptomatik ... 56
    Tests, diagnostische ... 45
    Therapie ... 35

V

Viskosität ... 18, 19

Z

Zweiplattenmodell ... 22
Zytokine ... 64